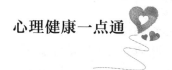

心理健康一点通

# 抑 郁 症

总主编◎赵静波　陈　瑜
主　编◎赵静波　许诗琪　陈　瑜

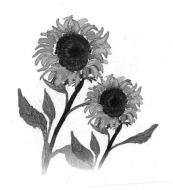

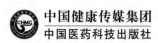

中国健康传媒集团
中国医药科技出版社

# 内 容 提 要

本书是一部关于抑郁症的科普读物，从多角度介绍抑郁症，内容包括抑郁症的病因、表现、诊断、治疗、预防等知识，理论与案例结合，图文并茂，叙述生动。本书可帮助读者深入、正确地认识抑郁症，是抑郁症患者及其亲属的良师益友，也可供从事心理咨询的专业人员参考。

## 图书在版编目（CIP）数据

抑郁症 / 赵静波，许诗琪，陈瑜主编 . — 北京：中国医药科技出版社，2019.1（心理健康一点通）

ISBN 978–7–5214–0573–6

Ⅰ . ①抑…　Ⅱ . ①赵…　②许…　③陈…　Ⅲ . ①抑郁症 – 治疗　Ⅳ . ① R749.405

中国版本图书馆 CIP 数据核字（2018）第 263278 号

**美术编辑**　陈君杞

**版式设计**　锋尚设计

出版　中国健康传媒集团 ｜ 中国医药科技出版社

地址　北京市海淀区文慧园北路甲 22 号

邮编　100082

电话　发行：010–62227427　邮购：010–62236938

网址　www.cmstp.com

规格　880×1230mm　$\frac{1}{32}$

印张　$8\frac{3}{4}$

字数　144 千字

版次　2019 年 1 月第 1 版

印次　2020 年 3 月第 2 次印刷

印刷　三河市百盛印装有限公司

经销　全国各地新华书店

书号　ISBN 978–7–5214–0573–6

定价　29.00 元

# 序

　　我们在精神科诊室、心理门诊或咨询中心，看到了很多家属或当事人因对心理健康问题缺乏科学的认识，而延误病情或不愿意配合就诊。这些场景令我们倍感惋惜，不禁无奈于一些将精神分裂症当作"恶魔附身"的家属；不禁感慨若父母多一些心理健康知识，便不会一直将抑郁的孩子当作是"不思进取的坏小孩"。编写这一丛书，我们从未忘记过我们的初衷——将心理健康的知识普及给更多人，编写一套浅显易懂、知识点丰富的心理健康科普书系。

　　《心理健康一点通》这套书沉甸甸的。摸着，是知识的分量；闻着，是生活的百态滋味。何以见得？

　　首先不得不说，这是十几位兼具医学背景和心理学背景的作家辛苦耕耘下的智慧结晶，结构化的思路、专业性的内容、通俗的语言，无一不散发着知识的魅力。我们说，当知识只有专业性，而不具通俗性时，它是黯淡、令人却步的。只有作者们用通俗的方式诠释知识时，知识才具有普及性，才能让大家看到它的光芒。我们希望，这份光芒能给正处于心理困扰的你，或你的家人，或你的朋友，在自助或帮助他人的路上，带来一些引导，得以前行。

其次，何以说这套丛书折射出生活的百态？

我们看到了很多故事：缄默的瞳瞳、健忘的老王、情绪波动很大的艾格、厌食的妮妮、听到奇怪声音的刘某、神情恍惚的士兵小维……这些故事穿插其中，就像散落在沙滩上的珍珠，给我们的阅读照射出生动的画面，让我们的体会和理解更加深刻。同时，这些故事一方面引发感慨，感慨生活无常，人生来除了承担躯体的疼痛，还需要承受心理上的诸多磨难——抑郁症、焦虑症、双向情感障碍、应激相关障碍、进食障碍、躯体化障碍、成瘾症、精神分裂症等，就连老年人、青少年也难免于挣扎其中。另一方面，这些故事也引以思考，如何能化解这些磨难，或从磨难中扫除阴霾呢？幸得，我们可以在本套丛书里寻找到答案。丛书以定义、症状、鉴别、康复和预防这一具有逻辑的思路进行编排，贯穿案例分析、拓展阅读、自我测试等形式，十分有利于我们在特定的框架下"按图索骥"。

以上所说，顺带将丛书的编写目的、内容和思路报备给读者们了。本丛书尽可能在结合专业性、通俗性、实用性和趣味性的基础上，以特定的逻辑和思路呈现主要的心理健康问题，将大家在生活中经常遇到的心理难题囊括起来，既详实又系统。

下面，我们来具体看看本丛书的特点。

其一，本丛书针对常见的精神障碍进行了科普性的解读。在世界卫生组织的分类中，精神障碍包括了10大类近400余种疾病。本丛书针对常见的精神障碍——精神分裂症、抑郁症、焦虑症、双相情感障碍、成瘾症、进食障碍、应激障碍、躯体形式障碍，采用通俗的语言、丰富的案例，逐个进行了详细的解读。据中华医学会第十五次全国精神医学学术会议结果显示，我国成人的焦虑障碍患病率为4.98%，抑郁症患病率为3.59%，酒精药物使用障碍1.94%……然而约92%的严重精神类患者没有接受系统治疗，大众对于精神卫生的关注度远低于器质性疾病。因此，本丛书力图以绵薄之力提高大众对精神卫生的科学关注和认识程度，使更多的精神障碍患者能有意识地到医院接受治疗，使更多精神障碍患者的家属能以客观的态度认识患者的病情，懂得如何进行家庭康复。

其二，本丛书不仅适用于正处于心理困扰的患者或患者家属，也是普通大众的一本预防性科普读物。本丛书无一例外指出了精神障碍的鉴别、诊断、治疗方式和康复手段，这有利于处于心理困扰的患者或患者家属、朋友从中寻找心理健康问题的专业性解答。另一方面，本丛书更着重于诠释如何预防精神障碍的产生和恶化，所以本丛书于普通大众而言，也是一套可以作为家庭常备的心理健康科普读物，大家能在阅读中提前识别精神障碍产生的易感因素、形成对精神障碍的客观认识，做到防微杜渐、及时检查、及时就诊。

其三，本丛书关注了时代演变下心理健康问题的新内涵，丰富了新的内容。随着时代的推进，心理健康问题有了更加丰富的内涵，如进食障碍不仅源于遗传因素、压力，也来源于新时代人们对"美"的认知偏差；而成瘾症在时代演变中，增加了更多的成员——药物成瘾、网络成瘾、购物成瘾等。随着地震、海啸、战争、重大交通事故等事件的发生，应激障碍的类型和援助方式也产生了重大革新和突破。因此，本丛书非常注重心理健康问题的新时代产物，对书的内容进行了创新性的丰富。

其四，本丛书的两本著作专门针对两类特殊人群——青少年和老年人的心理健康进行了论述。一方面青春期是成长过程中的重要阶段，且青少年内在激素水平不稳定、外在学习压力越来越大，因此青少年心理健康亟待引起重视。基于这一点，本丛书其中一本著作专门罗列了青少年层出不穷的各种状况，如厌学、缄默内向、沉迷游戏、考试焦虑等，并在相应案例后进行了深入的心理分析。另一方面，由于我国正快速步入老龄化社会，到2017年我国60岁以上老年人人口已突破2亿，庞大的老年人口数量使得老年问题备受关注。随着经济水平的提升，老年人平均寿命延长，老年心理健康问题更加凸显。所以本丛书对健忘症、痴呆症、离退休综合征、空巢综合征等老年人常见心理健康问题，也特意采用了一本书的篇幅进行了详细的分类描述。

编写本丛书的过程，就像在编织一道七彩斑斓的彩虹。每一本书都是不同的颜色，每一类心理问题有不同的特点，或许抑郁症是蓝色的，焦虑症是红色的。重要的不是颜色的种类，而是彩虹赋予我们的希望，看起来我们描述的是病症和痛苦，但时时刻刻作者从正能量的角度出发，以解惑答疑的方式带给读者福音。希望大家能在丛书中获益，了解到心理问题的来源，对自己和他人多一份理解，同时可以尝试运用书中介绍的方法坚持治疗、进行康复训练。

如同风雨之后是彩虹，我们相信磨砺之后会见阳光，正在阅读此书的你，已经在自助、帮助他人的路上。

赵静波　陈　瑜

2018年5月

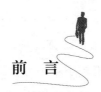

# 前　言

　　抑郁是一种难以言表的情感体验，任何人都有可能成为它的受害者，但只有真正经历过那段黑暗日子的人才会深刻懂得内心的挣扎与煎熬，才会真切地感受走过这段蜿蜒路途的艰辛。夜深人静的时候，卸下坚强的伪装，那颗孤单脆弱的心才会裸露出来，眼泪才会止不住地润湿脸颊。每滴眼泪，都敲打在心上，声音清脆又刺耳。每一秒光阴，都印刻在心底，走得缓慢又艰难。抑郁的人，心灵是柔软而脆弱的，别人一句无心的话，一个无意的眼神，都有可能导致他们内心雪崩。抑郁的人，肩膀是瘦小又羸弱的，羸弱到似乎无法承担起生命的重量。

　　但是，你可知道一只蝴蝶破茧时的纠结？你可知道一粒种子破壳时的疼痛？你又可知道一枚花苞打开时的艰难？没有人一生不经历坎坷，也没有人一世不体会痛苦。成长是一段不断挣扎的经历，人生更是一段不断苏醒的过程。只有体会过真正的痛楚，生命里的阳光才会更加温暖，天空才会更加晴朗。所以，当你的内心开始沸腾，开始想要反抗，开始有了希望的光，就算哭泣，你也要坚持奔跑，就算疼痛，你也要抓住生命的机会。伤口总会愈合，悲伤总会过去，雾霾总会散开，总有一天，你会重新拥有走下去的力量！

无论你是自己正在经历抑郁，还是正在陪伴抑郁的亲人，都请你感谢自己，感谢自己没有放弃，感谢自己依然坚持，感谢自己给自己重生的机会。当你拿到这本书，希望你能坚持把它看完，也希望这本书能够在抗争抑郁的过程中对你有所启发，希望它能为你走向光明的旅程增添点点星光。

最后，我们真心地祝福，正在经历抑郁的人，愿你有雨过天晴的一天，愿你的每一天都靠近阳光一点点。请相信，这世上，不是只有你在经历痛苦，也不是只有你在生命的边缘艰难喘息，这个世界充满爱，爱会带你走出阴霾，拥抱阳光！

编　者

2018年6月

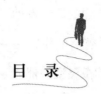

# 目 录

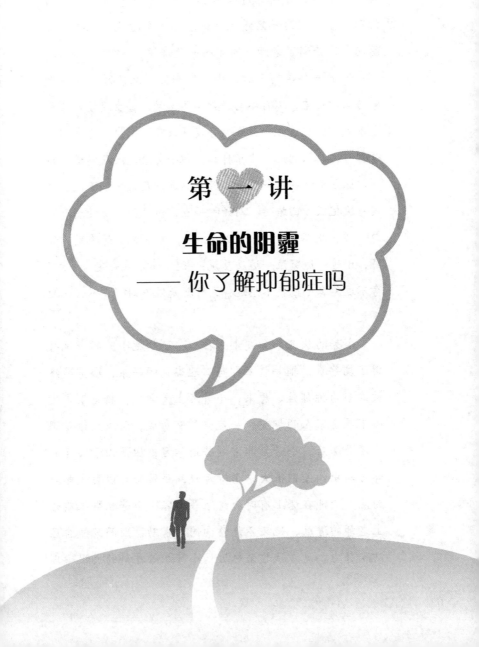

第一讲

**生命的阴霾**

——你了解抑郁症吗

　　小芳是一名大学一年级的学生，她以优异的成绩从农村考入了梦寐以求的大学，成为家人的骄傲。刚入学时，小芳活泼开朗，待人热情，并且积极参加学生会的活动，很快成为一名学生干部。小芳平时遵守纪律、团结同学，受到了老师、同学的一致好评。

　　但是一个学期之后，小芳渐渐变得沉默寡言，不愿意与同学交流，不再参与任何集体活动，甚至连续好几天也不去上课。看见小芳在宿舍发呆或默默哭泣，舍友们十分担心，想问问她发生了什么，但小芳总是沉默不语。在一门课程考试的前一周，小芳竟然连续几天吃不下饭。舍友每次把饭带回给她，劝她吃一点，但她每次都说没有胃口、实在吃不下。有一天凌晨4点，舍友被小芳的哭声惊醒，小芳一边哭泣一边反复说："这次考试我一定考不过，考不过怎么办？我不想这样，可就是做不到，我不如一死了之。"

　　小芳的状况令舍友十分担心，她们把小芳的情况告诉了辅导员，辅导员立即与心理咨询师联系，小芳最终被诊断为抑郁症。原来，小芳考上大学后，暗自下定决心不辜负家人的期望，一定要学有所成，所以无论是课上还是课后，小芳都非常刻苦地学习，但是由于大学的学习与中学差别很大，由老师详细讲解转为以自主学习为主。老师在课上有时会讲很多内容，小芳觉得很难跟上老师的进度，她又不愿意向同学求助，因而只能自己默默努力。离考试越来越近，小芳担心挂科的恐惧心理也与日俱增，她变得郁郁寡欢、寝食难安，和同学的交流越来越少。在巨大的精神压力下，小芳患上了抑郁症。但是，幸好小芳的抑郁症被发现得早，程度较轻，她积极配合医生进行治疗，老师、同学也在这期间陪伴、鼓励她，小芳最终慢慢走出了抑郁症，重新回到了同学中间。

"抑郁""郁闷""忧郁"等词经常被人们挂在嘴边，它们代表了人们的一种不开心状态，但"郁闷"与抑郁症有着本质上的区别，我们来看看到底什么是抑郁症？

## 一、看不见的伤口是什么——抑郁症的定义

第一，抑郁症是一只吞噬健康的怪兽。抑郁症是一种常见的心理障碍，属于情感障碍，可由许多原因引起，以长期而显著的心境低落或沮丧为特征，心情低落与其处境不相符合，即几乎每时每刻都处于情绪低落状态，这种状态不会因为环境的改变而改变，持续时间在两周以上。抑郁症通常伴有失眠、食欲下降、兴趣减退以及行动迟缓等症状，严重时会使人产生自杀的念头。

第二，抑郁症是一段忧郁的背景音。如果说普通人的情绪是一篇抑扬顿挫、时而欢快时而舒缓的乐章，抑

郁症患者的情绪就是一首低沉忧伤的旋律。普通人的不良情绪不是生活的主旋律，但对于抑郁症患者而言，忧郁的背景音乐却在生命里循环播放。曾有人说："抑郁症患者失去的不只是快乐，还有活力。"在"抑郁"这首背景音下，患者像被逐渐抽干了精力和生机，怎么都高兴不起来，对任何事情都没有兴趣，整天无精打采。

第三，抑郁症是一片生命的雾霾。抑郁症是一片生命的雾霾，将患者团团围住，过滤掉生命的阳光和色彩。生活在这团雾霾里的患者无论看待自己、看待他人还是看待周围的事物都是消极悲观的。一点点不愉快的事情，在抑郁症患者看来就是天大的痛苦，而无论多么令人幸福的事情，患者都觉得微不足道。抑郁让人对消极的事情变得非常敏感，就连回忆里都充斥着失败与痛苦。消极和抑郁就像一对孪生兄弟，越是抑郁就越容易给世界蒙上一层黑暗的色彩，这又让患者陷入更深的抑郁黑洞中。

第四，抑郁症是一次大脑内的事故。在中国，由于很多人对抑郁症缺乏了解，抑郁症患者很容易被贴上"软弱""心胸狭窄"的标签。有人认为抑郁了，开导开导或者逗一逗开心就没事了，但我们需要给抑郁症正名，抑郁症不是意志薄弱，不是心胸狭窄，更不是思想问题。抑郁症与大脑内化学物质的改变有关，是一种伴有生理变化的疾病，也是一种常见的疾病，抑郁症患者需要接受正规的治疗！

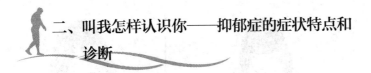

## 二、叫我怎样认识你——抑郁症的症状特点和诊断

### ❤ 1. 抑郁症的核心症状

与普通的"不高兴"相比，抑郁症有两个核心症状，即心境低落和丧失兴趣。

（1）心境低落 这是抑郁症最显著和普遍的症状，就是长时间的"高兴不起来"，郁郁寡欢，整天唉声叹气、愁眉苦脸，有时还会没有任何理由地哭泣。《红楼梦》里的林黛玉就是典型的例子。抑郁症患者心境低落有一个明显的特点，即昼重夜轻，患者早上的情绪最为低落，下午及晚上逐渐好转。这种情绪低落的状态通常持续2周以上，随着时间的推移，抑郁情绪也许会更加严重。按病情的严重程度，情绪低落的状态可以由失望、沮丧到悲观、无助、绝望。严重时，患者会觉得自己的生活毫无希望，对自己的人生和前途感到非常失望，也认为自己的人生充满失败，他们有时还缺乏改变现状的勇气和信心，由这种绝望产生的厌世情绪容易导致患者走上自杀的道路，这也是抑郁症最危险的症状，自杀人群中有大部分是抑郁症患者。对于严重的抑郁症患者来说，也许活着比死更加痛苦，他们会不自觉地想到自杀。日本文学界的"泰斗"川端康成也曾患抑郁症，他说："再没有比死更高的艺术了，死就是生。"

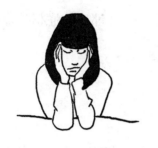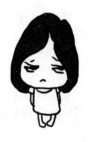

　　抑郁症患者的内心痛苦是正常人无法理解和感受的，患者所面对的情绪低落并不是"快乐不起来"那么简单，抑郁情绪带给患者更多的是缺乏活力，他们被困在了无尽的黑洞中，精力也被榨干。有人说："抑郁症患者的世界是一个大雪纷飞的孤岛，处处是孤单伫立的枯树枝，灰暗沉重，衰败无力"。

　　患者对于悲伤情绪的敏感程度也比常人高出很多，对于普通人来说也许是一个微不足道的挫折，但有可能给抑郁症患者带来巨大的精神负担，由此引发"心灵防线决堤"，让他们陷入情绪崩溃的境地。

　　心境低落还有两个续发症状，即情感表达障碍和情感体验障碍。情感表达障碍是患者不能将自己内心的感受准确表达出来，即不能用表情、动作、行为、语言等表达自己内心对客观事物的感受，这种症状在抑郁症的发病初期出现。情感体验障碍是患者体验不到高兴，也可能体验不到忧伤、恐惧和愤怒，虽然患者能够明白事情的性质，但其内心的情感世界是贫瘠的、空洞的，患者似乎变成了"冷血动物"。这两种心境低落的续发症状往往会让患者不愿意与人交往，产生自卑自责的感受，严重时会给患者带来"仿佛自己只剩下一尊躯壳，并且客观世界都不是真实"的感觉。

（2）兴趣丧失

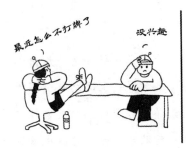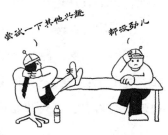

吴女士平常性格开朗，喜欢打牌，退休后也常常到朋友家消遣，但吴女士的女儿说，这3个月以来，母亲像变了一个人，整天待在家里，闷闷不乐，已经很久没有跟朋友聚在一起消遣娱乐了。女儿不知道母亲为何有如此大的转变，非常担心，无论是鼓励母亲去朋友家里还是把朋友邀请到家里来打牌，都遭到了母亲的拒绝。女儿担心母亲退休后的生活无聊，又想方设法带母亲运动、看电影、织毛衣，想帮助母亲发展新的兴趣爱好，但始终无法改变母亲的状况。3个月后，女儿带母亲去了医院心理科，这才发现母亲已经患上了抑郁症。

患者慢慢地体会不到生活的乐趣，逐步发展为对任何事情都没有兴趣，包括自己以前喜欢做的工作、运动以及喜爱的事物等，也不愿意发展新的兴趣爱好。患者开始不愿出门，回避与人交往。

## 2. 抑郁症的其他症状

抑郁症患者除了两个核心症状外，还会出现思维迟缓、运动抑制、睡眠障碍、自我评价过低、食欲减轻、体重下降、各种躯体症状、性功能减退以及一些非典型症状，下面逐一进行介绍。

### （1）思维迟缓

晓琳，18岁，高三学生，3个月前被诊断为中度抑郁症。晓琳说："这3个月以来，我觉得我上课总是听不懂老师讲的内容，完成作业也觉得非常困难。白天老师才讲过的题目，晚上回到家我又忘记了，我的考试成绩直线下滑，我觉得脑子像生锈了一样，什么都学不会，什么都听不懂。我觉得我的高考成绩肯定会受影响，这让我感到非常焦虑。"

患者觉得自己脑子变迟钝了，反应变慢了，思维联想的速度减慢，思考问题变得很费劲，有一种"变笨了"的感觉。一些抑郁症患者可能会表现为犹豫不决，哪怕一件很小的事情也难以做出决定。

一些老年抑郁症患者的思维迟缓症状容易与老年痴呆混淆，抑郁症患者依然能够记得日常生活中的事物及人物，他们通常能够意识到自己思维变慢、记忆力下降等症状，患病期间的"假性痴呆"会随着抑郁症状的改善得到缓解。老年痴呆患者通常意识不到自己的变化，对周围事物、人物的记忆变得模糊。在评估记忆的测试中，老年痴呆患者会尽力完成任务，但抑郁症患者可能由于自卑或害怕等心理而不愿意尝试进行记忆力测验。所以当老年人出现思维缓慢，反应迟钝，回答问题不清楚等症状时，应当尽早明确老年人出现此状态的原因，避免漏诊误诊，确诊后进行合理的治疗。

（2）运动抑制

小伟是一名大三的学生。近一个月来，小伟的舍友发现他生活上变得非常邋遢，不刮胡子不理发，也不洗衣服不打扫宿舍。小伟的舍友就宿舍卫生的问题跟他谈了很多次，但小伟依然无动于衷。小伟这一周都没有去上课，甚至连门都没有出，最近3天，他躺在自己的床上不跟舍友交流，也不愿意进食，只有舍友非常大声地跟他说话，他才会有简短的回答，后来，小伟的舍友把他的情况告知了学校心理健康中心的心理咨询师，小伟被确诊为重度抑郁症。

患者生活变得懒散，不愿意运动、说话等，严重时，不说话、不进食，表情麻木，思维和注意力都集中在自己身上，似乎生活在真空中，与外界隔离，到了一个地方就不愿意再去另一个地方，有些患者还能够控制自己的躯体并且意识清楚。

（3）睡眠障碍

罗先生，38岁，在酒店做行政工作。罗先生一年以来常常无精打采，悲伤，情绪低落，晚上入睡困难，他尝试过很多办法，比如睡前做大量运动，听音乐，服用中药等，都没有任何作用。这导致罗先生白天上班时昏昏沉沉，晚上难以入睡。一天凌晨，罗先生跟往常一样醒来，觉得痛苦压抑的情绪快要把自己吞噬了，竟然产生了自杀的念头，罗先生这才意识到自己该去寻求心理咨询师的帮助，之后，心理咨询师告诉罗先生，他很有可能是患上了重度抑郁症。

睡眠障碍是抑郁症患者的高发症状，如失眠、睡眠节律紊乱、睡眠质量下降。失眠通常在抑郁症刚发生时就会出现，也会随着病情加重而加重。抑郁症患者容易早醒，通常比平时早醒2~3小时，醒来后再也无法入睡。患者在早醒后通常陷入悲伤情绪，等待着悲伤地度过新的一天，并且此时的情绪最为低落，所以患者容易在早醒后出现自杀意念并实施。还有一些抑郁症患者会出现睡眠过多的情况，尽管白天晚上都在睡觉，但依然觉得没睡够。

（4）自我评价低 抑郁症患者对自己抱有贬低的态度，觉得自己的过去、现在、将来都糟糕透了，没有任何优点，过分夸大自己的缺点，觉得自己的能力不足，特别是患病之后，患者会认为自己连累了家人、朋友。严重时，患者会觉得自己是罪恶的，自己的存在是没有意义的，过度自责，发生一点事情都会把过错归结在自己身上。

（5）躯体症状

周女士，42岁。常感觉头晕头疼，白天总是昏昏沉沉地想睡觉，打不起精神，记忆力大不如从前，有时候感到腿脚麻木并且全身酸痛。周女士到医院就诊，医生的诊断是脑供血不足，但接受了一段时间治疗后，她的症状并没有缓解反而更加严重了。周女士辗转多家医院，都没有找到有效的治疗方法，她的心情越来越糟糕。周女士的朋友提醒她去看看心理医生，结果周女士才得知自己是患上了轻度抑郁症。

有些抑郁症患者会出现头晕、头痛、胸闷、心悸、呼吸急促、四肢麻木、四肢无力、恶心呕吐、尿频尿急、便秘等症状。也有患者会感觉到身上有明显的疼痛，如腹部、背部、胸口、关节，肌肉疼痛等。无论是脏器还是肌肉，患者难以说清楚疼痛的具体位置，并且在身体各部位交替出现，患者就是莫名其妙地觉得不舒服和疼痛，通常镇痛药对于抑郁症患者来说没有效果。有些患者的躯体症状较为明显，如隐匿性抑郁症患者。很多患者会误认为自己只是患了躯体上的疾病，或者误以为自己的抑郁情绪是由躯体疾病造成的，但到医院就诊始终没有结果，造成误诊和漏诊。

（6）进食紊乱，体重骤变　这也是抑郁症患者常见的症状，患者在面对美味佳肴时也觉得难以下咽。有患者说："无论我以前多么喜欢吃的食物，现在都恶心反胃"。一些重度抑郁症患者则会拒绝进食，胃口变差，营养不良，因此变得消瘦。严重时，患者的体重能每天下降0.5～1千克。

有一些患者则会出现完全相反的情况，他们由于焦虑或者内心十分痛苦，通过暴饮暴食来缓解自身的压力和负面情绪，从前不喜欢吃甜食的人也有可能非常想吃巧克力、蛋糕、糖果一类的食物，因此体重也逐渐增加。

（7）性功能减退　患者的性欲下降，对异性失去兴趣。男性可能出现阳痿，女性则可能性感缺失，还会出现月经不调或闭经的症状。

（8）焦虑　这也是抑郁症患者常出现的症状。精神紧张，坐立不安，导致患者难以集中注意力，对声音非常敏感，脾气变得暴躁。躯体上也会有相应的反应，如心跳加速、肌肉紧张、呼吸加快、头痛、颤抖、手心出汗等。

（9）精神病性症状　有些抑郁症患者会伴随幻觉和妄想。如看到现实生活中不存在的东西，听到有人跟他说话，但实际上没有，或者总是以为有人要害自己，就算没有证据或者描述出的逻辑与事实不符，患者也依然坚信。

### 3. 抑郁症的诊断

2013年美国精神病学会推出《美国精神障碍的诊断统计手册》第五版（DSM-VI），该手册中对抑郁症的诊断标准如下。

1．在同一个2周时期内，出现与以往功能不同的明显改变，表现为下列5项以上，其中至少1项是以下的（1）或（2）。

注：症状的诱因不可归为一般躯体疾病。

（1）每天大多数时间存在心境抑郁。

（2）明显丧失兴趣或乐趣。

（3）显著的体重下降或增加。

（4）失眠或嗜睡。

（5）精神躁动或迟滞。

（6）虚弱或精力不足。

（7）感觉没有价值或过度自责。

（8）思考能力减弱。

（9）反复想到死亡。

2．这些症状导致了临床上明显的痛苦、烦恼，或在社交、职业、其他重要方面功能受损。

3．这些症状并非由于某种物质或一般躯体性疾病所导致的生理效应。

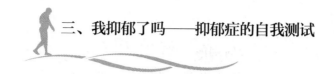

# 三、我抑郁了吗——抑郁症的自我测试

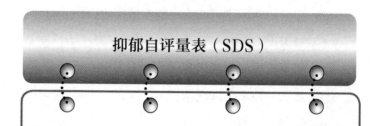

## 抑郁自评量表（SDS）

填表注意事项：下面有20条文字，请仔细阅读，把意思弄明白。然后根据您最近一周的实际情况在适当的方格里面打"√"，每条文字后面有4个格，分别表示：没有或很少有时间、少部分时间、相当多时间、绝大部分或全部时间，请按您的情况选择。

| 表现 | 没有或很少有时间 | 少部分时间 | 相当多时间 | 绝大部分或全部时间 |
|---|---|---|---|---|
| 1．我觉得闷闷不乐，情绪低沉 | | | | |
| *2．我觉得一天之中早晨最好 | | | | |
| 3．我一阵阵哭出来或觉得想哭 | | | | |
| 4．我晚上睡眠不好 | | | | |
| *5．我吃得跟平常一样多 | | | | |
| *6．我与异性密切接触时和以往一样感到愉快 | | | | |

| 表现 | 没有或很少有时间 | 少部分时间 | 相当多时间 | 绝大部分或全部时间 |
|---|---|---|---|---|
| 7．我发觉我的体重在下降 | | | | |
| 8．我有便秘的苦恼 | | | | |
| 9．我心跳比平时快 | | | | |
| 10．我无缘无故地感到疲乏 | | | | |
| *11．我的头脑和平常一样清楚 | | | | |
| *12．我觉得经常做的事情并没有困难 | | | | |
| 13．我觉得不安而平静不下来 | | | | |
| *14．我对将来抱有希望 | | | | |
| 15．我比平常容易生气激动 | | | | |
| *16．我觉得做出决定是容易的 | | | | |
| *17．我觉得自己是个有用的人，有人需要我 | | | | |
| *18．我的生活过得很有意思 | | | | |
| 19．我认为如果我死了，别人会生活得好些 | | | | |
| *20．平常感兴趣的事我仍感兴趣 | | | | |

注：带有*的条目为反向计分。

评分方式：每一个条目均按4级计分，分为没有或很少有时间、少部分时间、相当多时间、绝大部

15

分或全部时间。正向计分条目依次评分为1、2、3、4，反向计分条目依次评分为4、3、2、1。将全部条目的分数相加，得到总分，再乘以1.25，计算结果取整数部分即为标准总分。结果分析：53～62分为轻度抑郁；63～72分为中度抑郁；73分以上为重度抑郁。

以上测验评估的是近一周以来的抑郁状态，结果仅仅作为参考。如果分数较高并不能说明你就患上了抑郁症，抑郁症的诊断不能仅靠一个测验的结果，还需精神科执业医师根据诊断标准进行判断。

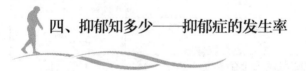

## 四、抑郁知多少——抑郁症的发生率

抑郁症不仅严重困扰当事者的生活和工作，甚至会使他们的生命受到严重的威胁。抑郁症在当今并不少见，世界卫生组织调查显示，目前抑郁症是人类的第四大疾病。预计到2020年，抑郁症将成为危害人类身心健康的第二大疾患。研究表明，女性比男性更容易患抑郁症，女性的患病率是男性的2倍。

国外学者Daly等人的研究表明，抑郁症患者的生活质量与其病情的严重程度密切相关。世界卫生组织的数据表明，截至2014年全球约有3.5亿抑郁症患者，并且每年以1%的速度递增。在法国，有5%的人患有或曾经患有抑郁症，自杀者中有70%的人患有抑郁症。美国的研究资料显示，美国每年有超过1000万人患上抑郁症，平均每6个人中就有1个曾经遭受或正在遭受抑郁症的困扰，因抑郁症造成的损失超过200亿美元。英国的资料显示，70%的抑郁症患者无法正常完成工作，英国每年为抑郁症付出的代价高达86亿英镑。中国的抑郁症患者已达2600万人，发病率为3%~5%。过去的二三十年里，精神科门诊中的抑郁症患者占到了10%，近几年来，增加到50%。

2014年，中国心理协会调查显示，在职场中平均每50人中就有1~2名抑郁症患者。抑郁症是我们这个时代的"时髦"疾病，被心理学家称为"大脑的重感冒"。它好比是一场心灵的雨季，这场雨不知道什么时候就会突然出现，会让生命的天空布满阴霾，会阻隔阳光透进生命。抑郁症也如一双无形而有力的手，将本是充满生机的生命紧紧拽住，让生命的色彩逐渐凋零。

世界卫生组织预测，抑郁症将成为21世纪人类的主要杀手。在抑郁症患者中，有10%~15%的人会选择自杀，可见抑郁症已经严重威胁到了人类的健康。抑郁症在精神疾病中所致自杀率最高，有25%的人出现想要自杀或实施自杀的想法，抑郁症患者的自杀率比正常人高20~50倍，其危害程度已经远超心脑血管疾病、糖尿病和癌症等慢性消耗性疾病。

如果你认为抑郁症对你来说如一朵天边缥缈的乌云，根本不可能成为你生命的阴霾，那么你就错了！

全球有超过75%的患者从未接受过系统治疗。在中国，地市级以上医院对抑郁症的识别率低于20%，仅有5%的抑郁症患者接受过治疗，大量患者得不到及时诊治。另外，抑郁症患者也因种种心理负担，没有及时寻求专业、有效的治疗，让自己和家人挣扎在无尽的黑暗之中。像小芳同学那样，尽早发现抑郁症，尽早接受有效治疗，摆脱阴霾的纠缠，我们就需要揭开抑郁症的黑色面纱，因为了解才能让我们充满力量地去面对！

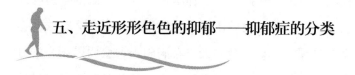

## 五、走近形形色色的抑郁——抑郁症的分类

根据引发抑郁症的原因，可以将抑郁症分为外源性抑郁症和内源性抑郁症两大类。

### 1. 外源性抑郁症

外源性抑郁症由明显的外部事件引发。生活中所遭遇的挫折、打击，工作和学习中的压力，尤其是一些丧失性事件，如失恋、重要的亲人突然死亡、损失重大财产等，都有可能是外源性抑郁症的引发因素。由于这种抑郁具有非常明确的原因，所以抑郁的表现和影响很容易被自己和身边的人发现，从而易于被识别和及时寻求帮助，并得到支持和帮助。如果引发抑郁的外部环境发生改变，经过一段时间以后，抑郁症状也可能缓解和消失。

### 2. 内源性抑郁症

内源性抑郁症没有明显的外部诱因，是由个体内部原因引起的一种抑郁症，如大脑内神经递质或体内激素分泌紊乱所引发的情绪低落症状。《红楼梦》中的林黛玉，经常没有任何缘由地皱眉叹气、流泪哭泣就是典型的例子。内源性抑郁症常发展成为比较严重的抑郁症，尤其需要特别关注。这类抑郁症需要到专科医院进行诊断和治疗。

### 3. 特殊类型的抑郁症

另外还有一些特殊类型的抑郁症，如隐匿性抑郁症、季节性抑郁症、精神病性抑郁症、产后抑郁症、儿童抑郁症、更年期抑郁症及老年抑郁症。

（1）隐匿性抑郁症

这天，医院门诊大厅出现了一个熟悉的面孔，是27岁的小田。他来医院已经不下10次了，这次来，他依然坚信自己有心脏病。半年以前，小田总是觉得胸闷、心跳加快，甚至觉得心都要蹦出来了，他怀疑自己得了心脏病。除此之外，小田的情绪状态也非常不好，因为觉得自己肯定是心脏有病，所以心情不好。刚开始的时候，小田还住院观察过一段时间，但是无论是住院观察还是各种检查，都没有任何结果。屡屡求医无果，使他更加郁闷了。这一次，医生建议他去心理科看看，经过心理医生的诊断这才发现小田其实是患上了抑郁症。

隐匿性抑郁症约占抑郁症的20%，是一种特殊的抑郁症。小田患的就是隐匿性抑郁症，这种类型的抑郁症通常伴有明显的躯体症状，如头痛、心悸、四肢麻木、胸闷气短、手脚出汗等。由于患者躯体症状明显，他们往往认为情绪低落是由于躯体症状造成的，因而辗转于综合医院的许多科室寻求病因，但始终没有结果，反而使得情绪问题被忽略。这种类型的抑郁症似乎被躯体疾病的症状"隐藏"了起来，故称为"隐匿性抑郁症"。这类型的抑郁症也常常被漏诊或误诊，而耽误诊断和治疗。

（2）季节性抑郁症　与季节的变化有关，这种类型的抑郁症状通常出现在某一个季节，一般在秋冬季，而在夏季症状得以减轻。温斯顿·丘吉尔就曾饱受抑郁症的折磨，他曾说自己的抑郁如同一条"黑狗"。每到冬天，这条"黑狗"便会更加张狂，让他痛不欲生。

（3）精神病性抑郁症

袁女士，今年47岁，是一名出版社编辑，没有孩子，丈夫在外地工作。袁女士平时本就比较内向，很少跟同事交流。半年前，袁女士总是在上班时候发呆、沉默，同事想跟她交流工作她也置之不理。刚开始同事没有察觉到什么，以为袁女士性格如此罢了，但1个月前，袁女士在办公室里突然对邻桌的女同事大喊大叫，说其破坏自己的家庭，在单位打压她，还在自己的杯子里下毒。这名女同事觉得非常无辜，后来单位的同事渐渐发现袁女士整天疑神疑鬼，觉得同事都在针对她、领导也要开除她，单位领导这才联系袁女士的丈夫，将其送到精神科诊治，袁女士被确诊为重度抑郁症。

精神病性抑郁症是指患者在有抑郁症状的同时，还偶尔伴随精神病症状，如幻觉、妄想等症状。比如患者坚信自己能看到一些正常人看来不切实际的东西，总是听到别人在背后对其议论纷纷等。

（4）产后抑郁症

佳佳，今年28岁，两年前与相恋多年的男友步入了婚姻的殿堂。半年以前，佳佳产下了她与丈夫爱情的结晶，全家上下都沉浸在幸福的氛围里。可是佳佳并不这么认为，她反倒莫名其妙地难过起来，整天郁郁寡欢，吃什么都没有胃口，看着孩子可爱的脸，佳佳更加难过，她总是担心自己照顾不好孩子，无法胜任妈妈的角色。佳佳的丈夫平常工作比较忙，不能每时每刻照顾她和孩子，佳佳对丈夫也是满心埋怨。佳佳和家人都觉得非常奇怪，于是佳佳去看了心理医生，原来佳佳是患上了产后抑郁症。

产后抑郁症出现在女性分娩之后，发病率为15%~30%。女性生产后，体内激素改变，如胎盘类胆固醇减少，催乳素快速增加，同时社会角色也发生了变化，进入妈妈角色，很多女性会担心自己照顾不好孩子，不能成为好妈妈，面对新的生命，变得无所适从。这是引发产后抑郁症的主要诱因。患有产后抑郁症的患者，通常有情绪低落、焦虑、对丈夫产生敌意、抽泣、失眠、易激怒、忽略甚至拒绝看护新生儿等症状。

产后抑郁症不仅给新妈妈带来严重的困扰，还会影响孩子的健康。患有产后抑郁症的新妈妈，有时对待新生儿会采取冷漠的态度，在孩子哭泣需要照顾的时候不能够给予及时的关心，在孩子需要喂奶的时候，也不愿意拥抱或抚摸孩子。这会导致母亲和孩子之间难以建立亲密的关系，情绪纽带出现问题，对孩子的发展产生影响。

有新妈妈的家庭，家人不要一味沉浸在幸福和喜悦的情绪中，要及时注意新妈妈的情绪变化，防止产后抑郁症的发生。产后抑郁症患者自己要引起重视，家人也要给予足够的理解和陪伴，帮助患者及时就医。

（5）儿童抑郁症

鹏鹏，小学四年级。这天课间休息的时候，鹏鹏突然用美术课上用的小刀划自己的手臂，一边划还一边喊"不想活了"。同学们看到都吓坏了，急忙叫来班主任。班主任见状，迅速把鹏鹏送到学校医务室包扎，并通知了鹏鹏的父母。鹏鹏的父母赶来后，老师才知道原来鹏鹏的父母在3个月前离婚了，鹏鹏觉得自己是一个没人要的小孩了，因此非常伤心，每天都躲在被子里哭泣。另外，鹏鹏长得比较胖，同学们都叫他"小胖子"，这让他觉得非常自卑，甚至都不愿意来上课了，学习成绩也一落千丈。今天课间的时候，鹏鹏实在控制不住自己的情绪了，于是就发生了这样的事情。

儿童抑郁症是指发生在18岁以前的抑郁症，包括婴儿期抑郁症、学龄前抑郁症和学龄期抑郁症等。中国研究资料显示，有0.4%～2.5%的儿童患有抑郁症。女孩患病率约为男孩的两倍。

其实鹏鹏患的就是儿童抑郁症，也许你无法想象一个在草地上奔跑嬉戏的孩子也会患上抑郁症，一个天真烂漫、一脸笑容的孩子怎么会与抑郁症扯上关系？儿童的心理如蜻蜓的翅膀，十分脆弱。家庭残缺、重大生活变故以及被宠爱的孩子经历挫折之后，都有可能患上抑郁症。儿童通常不会用熟练、准确的语言来表达自己的不适或内心感受，因此患上抑郁症后往往以行为冲动、易怒、拒绝上学、学习成绩下降等行为问题为主要表现。如果孩子出现了上述异常状态，不要轻易责怪孩子，而应及时带孩子去就诊。

（6）更年期抑郁症

高女士，48岁，是一名公务员。最近她变得有点奇怪，脾气比从前暴躁多了，经常因为一点小事就跟身边的人发生争吵，回家以后也总是跟丈夫、女儿抱怨，说领导和同事都对她不好，单位有了福利也不给她留着，她觉得非常不公平。丈夫和女儿劝她想开点，她却说家人不理解她，不关心她，甚至威胁要离家出走。除了脾气变得古怪以外，高女士经常坐着发呆，一副不开心的样了，跟她说话她也总是有一搭没一搭地回应。5个月前，高女士的父亲因为脑溢血住院了，从此以后，她便总是担心自己有一天也会突发脑溢血住院，她坚信父亲的脑溢血会遗传给自己，从而变得怎么都高兴不起来。有一天，高女士又因为一点小事跟丈夫吵了起来，丈夫实在忍受不了了，说："你这到底是怎么了？你以前可不是这样呀！"

更年期抑郁症是指抑郁症在更年期首次发作。高女士患的就是更年期抑郁症。更年期妇女因为体内激素的变化，情绪容易波动，脾气变得古怪，也会带来人际关系的困扰。一些女性不光有工作上的压力还要肩负着照顾家庭的责任，另一些这个年龄阶段的女性则会面临下岗、退休以及亲人去世的创伤，这些都会对更年期妇女造成较大的心理压力。

作为更年期抑郁症患者的家人，要理解患者的痛苦，给予足够的关心，有时候患者的脾气和想法并不是自己容易控制的。更年期妇女要学会提高警惕、遇事冷静，可以丰富一下业余生活，注重体育锻炼，预防更年期抑郁症的发生。

（7）老年抑郁症

一天，某医院的走廊里有一对父子，父亲头发花白，60多岁的样子，无精打采，一脸愁容。搀扶他的儿子看起来40岁左右，显得很疲惫。父子俩一路上沉默着，到了诊室里，父亲仍旧一言不发，儿子开口说话了："医生，不知道我父亲怎么了，老是失眠，我们试过了各种各样的药都没有效果，而且我们跟他说话他也像没听到一样，不理睬我们。这一个月，他总说生活没意思，不如死了算了，刚开始我以为他也就随便说说，没想到，前几天发现了他的遗嘱，这才知道原来他真的想死。我就纳闷了，现在我有能力为父母提供优越的生活了，家庭也十分幸福美满，我的孩子对他也十分孝顺，为什么我父亲就是想不开，他是不是精神失常了？"

这位老人其实是患了老年抑郁症。老年抑郁症一般首发在65岁以上。老年抑郁症并不少见，抑郁症也是老年人最常出现的精神障碍。我国的研究显示，约有22.6%的老年人受到了抑郁症的困扰，这比普通人患抑郁症的概率要高。

很多老年人已经退休，虽然日子过得比较轻松，但刚刚脱离工作岗位，社交圈子逐渐缩小，还有一些老年人，子女不能常常陪伴在身边，让他们变成了"空巢老人"，老年人更加容易体会到孤独感和心理的落差。另外，很多老年人都患有慢性疾病，长期服药，对死亡的恐惧，丧偶或同龄人去世给他们的打击，对他们产生了巨大的压力，这些也是导致老年人容易患上抑郁症的重要因素。

作为子女，千万不要觉得老年人生活轻松了，日子也比从前好了，就疏忽对老年人的关心。平常要关注家中老年人的情绪变化，多陪伴，多理解，警惕老年抑郁症的发生。

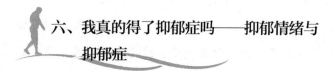

## 六、我真的得了抑郁症吗——抑郁情绪与抑郁症

### 1. 抑郁情绪的特点

对于大多数人来说，当面对失业、离婚、亲人离去等重大生活事件，会心如刀绞，会痛哭流涕；遇到与周围的人发生争吵、考试不及格等小事，会愁眉不展，会心烦意乱；甚至下一场小雨，刮一阵秋风都能引发一些人"红楼隔雨相望冷，珠箔飘灯独自归"或是"秋阴不散霜飞晚，留得枯荷听雨声"的悲凉感慨。出现这些抑郁情绪是再正常不过的现象。普通的抑郁情

绪是由合理原因引起的，不会影响到正常的生活，它在持续较短时间之后便会自然恢复，抑或随着环境的改变而改变。面对亲人的离开、失业的打击、分手的痛楚，随着时间的流逝，一般人会渐渐走出悲痛的阴影，找到新的希望，继续生活，正如一句话所说"时间会抚平一切心灵的伤口"。对于与周围人的争吵，考试不及格等小事，也许在看了一部轻松的电影，听了一个有趣的故事之后，刚刚发生的不愉快便会烟消云散。普通的抑郁情绪就是生活里下的一场阵雨，雨过便会天晴。

### 2. 抑郁症的特点

抑郁症并不是普通的"闹情绪"和"想太多"，也不仅仅是长时间心情不好，更不是周围人通常所说的"不就是想不开吗？想通了、忍忍就过去了"。抑郁症患者的抑郁程度已经超出了正常的"抑郁基线"，患者的抑郁情绪程度更深，持续时间更久。患者如同深陷黑暗的沼泽，感受到一种持久的绝望和压力。抑郁症患者几乎不可能凭借自己的力量走出来，甚至是越挣扎陷得越深。一位抑郁症患者这样描述她处于抑郁症中的日子："我似乎是戴上了一重重沉重的枷锁，被扔进了无尽的黑暗，没有一点挣脱的力量"。亚伯拉罕·林肯也曾经历抑郁症带来的无尽痛苦，他说自己是"活着的人中最痛苦的一个"。

抑郁症严重时，患者无法进行正常的生活，甚至自杀。抑郁症患者的抑郁情绪如同他们大脑里默认的程序，深深附着在思维的整个过程中，哪怕是正在经历无比开心幸福的事情时，一点点的抑郁情绪也能瞬间熄灭此时的幸福之光。情绪如同一个五颜六色的调色盘，有红色的快乐，也有蓝色的忧郁，快乐和忧郁间充斥着各种各样的色彩。情绪的变化大致可分为5个状态："躁狂——轻躁狂——正常情绪——心境不良——抑郁"，多数时候我们的情绪在中间3个状态间波动，但如果因为种种原因而长时间处于抑郁状态时，就需要引起警觉，抑郁症有可能已经找上了你。

## 七、不必为黑暗体验感到羞耻——抑郁症患者不是"疯子"

小飞，22岁，上大学三年级。高一时患上了抑郁症，曾一度感觉非常痛苦，有过自杀的想法和自残的行为。小飞尝试着把自己的抑郁症告诉了身边的同学，没想到身边的同学一个个对他敬而远之，这让小飞受到了很大的伤害。小飞也把自己的这种想法告诉了母亲，母亲大为震惊，指责小飞不负责任，太自私了，并告诉他今后不要再说这样的话了。从那次以后，小飞再也不敢把自己的痛苦对身边的人倾诉。小飞来自农村，又是家里的独子，每当他有自杀的想法时，总是又纠结又害怕，陷入深深的自我责备中，觉得自己有这样的想法是非常羞耻的。小飞这几年来一直饱受抑郁症的折磨和摧残，但他始终把自己的痛苦埋藏在心里，变得越来越孤僻。小飞近几个月进食困难导致营养不良，最后因为晕倒在教室被送进医院，同时被诊断为重度抑郁症，住院接受治疗。

有时候，人们听到"抑郁症"就会不自觉地联想到一个躲在黑暗的角落里哭得撕心裂肺的人，或者是一个面无表情，沉默不语的形象。害怕和恐惧的感觉马上就涌上心头，唯恐避之不及。

一些抑郁症患者正是因为害怕无端被贴上各种各样的标签，害怕听到家人失望的叹息，害怕看到朋友惊讶的眼神，不敢透露自己的病情，感到无力和悲伤，甚至认为这是一件羞耻的事情。"我憎恨这种黑暗的体验，因为这让我觉得自己像个疯子"，这句话道出了不少抑郁症患者的心声。自卑与纠结让许多抑郁症患者独自在医院门口纠结、徘徊、不知所措，这使他们的病情越来越严重。

抑郁的黑暗体验也许会磨灭生活的激情、摧毁工作的能力，但抑郁症患者不是"疯子"，患上抑郁症更不是一件羞耻的事情。抑郁症是精神疾病的一种，精神疾病是在生理、心理和环境因素的共同影响下，引起的大脑功能失调。现在很多综合医院里已经设置了精神科，也有专门的精神病医院。在美国，一些抑郁症患者会到"情绪门诊"就诊。

抑郁症患者的思维通常是正常的，意识相对较清醒，并能够意识到自己的状况，他们只是情绪低落、失去活力，或者内心十分痛苦而不愿意表达。有研究显示，社会排斥会增加那些未经治疗的抑郁症患者的痛苦，所以我们应该为抑郁症"正名"，用科学的眼光去看待抑郁症、看待精神疾病。抑郁症同糖尿病、心血管疾病一样是一种普通而常见的疾病，就像感冒了要吃抗感冒药，胃疼了要吃胃药一样，患了抑郁症，也需要接受正规的治疗，没有什么值得羞耻的。

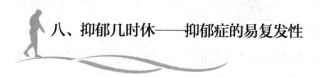

## 八、抑郁几时休——抑郁症的易复发性

小冬是一家公司的高级管理人员，曾经三度遭受抑郁症的困扰，她这样回忆5年来的抑郁症康复之路。

我上中学的时候，由于脸上的一道伤疤，遭到了同学们的嘲笑和排挤。我害怕别人异样的眼光和低声的议论。有一天早上醒来，我发现我的世界在一瞬间变成了黑白色，只要我一个人待着的时候我就开始不停地哭，成绩从班上的中等水平变成了末等。这样的状态持续一年之后，一个偶然的机会我认识了一位精神科医生，他说我很可能是患上了抑郁症。确诊后我接受了治疗，坚持服药，两年之后我的病情得到了缓解。我以为我已经逃出了抑郁症这个没有尽头的黑洞。

后来我上了大学，由于家境贫寒，我必须要负担自己的学费和生活费，繁重的课业和生活的压力让那种黑色的感觉又回来了。我休学一年，有一天一夜醒来之后，我突然觉得自己又好了，似乎那座一直以来压得我喘不过来气的大山突然间消失了，但是我找不到疾病缓解的原因。

病情缓解后，我重新回到学校，"好了伤疤忘了疼"，性格要强的我又回到了高压的生活里。第三次抑郁症复发距离上一次只有8个月左右，我再一次陷入了那种每一秒钟都是煎熬的状态里，但这一次复发，可能是我已经有了前两次对抗抑郁症的经验，我及时去了精神科就诊，并且寻求心理咨询师的帮助，半年后我的抑郁症状得到了很大缓解。最后，我很庆幸自己跌跌跄跄地走完了这5年，活了下来，我告诉自己，再也不要第四次走进那个黑洞了！

抑郁症具有反复发作的特征，它是一种具有高复发率的疾病。抑郁症一旦复发，再次复发的可能性会增加，并且两次复发的时间间隔会缩短。抑郁症每复发一次，治疗的难度又会增加一重。有资料显示，抑郁症的单次复发率为50%~60%，两次复发率约为70%，高达90%以上的患者有复发三次的风险。国外学者Keller的研究表明，重度抑郁症患者的抑郁症状得到缓解后两周，有43%的人会复发。我国众多学者的研究也表明，抑郁症患者一年内的复发率在35%左右，5年内的复发率约为45%，女性的复发率略高于男性。

抑郁症不是一去不返的一江春水，它更像反复无常、起起落落的潮汐，不知道什么时候又会出现，给生命又一次重重的打击。比起抑郁症的首次发作，抑郁症的复发会给患者带来更严重的负担和伤害。抑郁症的复发不仅对患者自身产生不良后果，同时也给社会经济造成了严重的负担。我国及欧洲的研究显示，精神疾病对工作能力以及社会经济产生了越来越严重的影响，而由抑郁症引起的劳动力缺勤占总缺勤的65%，抑郁症复发患者的劳动力损失天数明显高于首发组。警惕和预防抑郁症的复发十分重要。

**小知识**

### 抑郁影响的心理学实验

我国学者曾经做过这样一个实验来测量抑郁症首发患者和复发患者认知功能的差别，这种认知功能表现为大脑提取以及加工外界信息的能力。实验对象分为健康组、抑郁症首发组和抑郁症复发组，将A、B、C三种卡片呈现给每一组人员。A卡片上用黑颜色的笔写上红、绿、黄、蓝4个字；B卡片上是带有红、绿、黄、蓝4种颜色的圆点，没有文字；而C卡片上分别用蓝、黄、绿、红4种颜色的笔写上红、绿、黄、蓝4个字。实验要求每一组人员读出卡片A上的字、说出卡片B上圆点的颜色、读出卡片C上的文字，忽略字的颜色。结果发现，抑郁症复发组患者在实验过程中的错误总数量明显多于抑郁症首发组患者，而健康组出现的错误总数最少。可见抑郁症的复发会使患者的认知功能损害进一步加重。

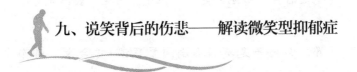

## 九、说笑背后的伤悲——解读微笑型抑郁症

在大多数人眼里，只有那些整天愁眉苦脸、哭哭啼啼的人才有可能患上抑郁症，也许你不会想到，很多喜剧演员都是抑郁症患者。在了解这种类型的抑郁症之前，我们先看几个真实的例子。

第一个例子是喜剧电影的奠基人卓别林。提起卓别林，你会想起那个头戴圆形礼帽，穿着一双大皮靴，脸上留着小胡子，行为滑稽，像一只可爱企鹅的形象，这个形象曾经风靡欧美20年。卓别林是20世纪著名的喜剧演员，世界公认的喜剧大师，现代喜剧电影的奠基人，也是"世界三大喜剧演员"之一，成为一个时代的文化偶像。他一生共出演了80多部喜剧片，是奥斯卡金像奖获得者，其才华在无声电影时期发挥得淋漓尽致，他创作的很多作品至今还有巨大的娱乐价值和影响力。但就是这样一个人，从小经历了父母分居、丧父、陪伴精神失常的母亲，长大后又经历多段失败的婚姻和一场"反卓别林"运动。这一切让卓别林承受了巨大的压力，使抑郁症成为困扰他一生的问题。曾经有一个关于卓别林的笑话，他患上抑郁症后去看医生，卓别林说："医生，我感到非常不开心，您能帮我治疗我的抑郁症吗？"医生说："为什么不去看小丑的演出呢？我保证你看完之后会开心地大笑。""但是，医生，我就是那个小丑。"

第二个例子是英国喜剧演员罗温·艾金森。那个瞪着圆圆的大眼睛、长相奇特、行为古怪的"憨豆先生"形象深入人心，但是因"憨豆"形象走红全球的英国喜剧演员罗温·艾金森也曾患抑郁症并接受治疗。"憨豆先生"的形象问世以后，他受到了全世界的追捧，铺天盖地都是"憨豆先生"电影的录像带、光盘、印着他经典形象的明信片、海报、各式各样的T恤，还有电影相关的书籍和艾金森的传记，"憨豆先生"给大家带来了很多欢乐。虽然相比于卓别林，"憨豆先生"的人生显得顺利很多，但是他的电影《憨豆特工》公映后，被影评家和媒体批评得一文不值，这让艾金森感到受伤和压抑，最终患上抑郁症而接受治疗。那个时候，虽然艾金森已经是英国最富有的喜剧演员之一，但是因为抑郁症，他在相当长的时间里未拍摄任何作品，他曾经对妻子说："金钱也不能让我快乐。"

第三个例子是美国喜剧大师罗宾·威廉姆斯。2014年的一天，美国喜剧大师罗宾·威廉姆斯在家中被发现停止了呼吸，警方认为是自杀。这位"为美国带来快乐的第一人"出演了《死亡诗社》和《心灵捕手》等优秀的影片，也曾获奥斯卡金像奖、金球奖、美国演员工会奖、格莱美奖等荣誉。威廉姆斯常常在斯皮尔伯格拍摄《辛德勒的名单》期间与其通话，给演员们讲笑话，给沉浸在悲伤、压抑剧情中的演员们带来欢乐和笑声。《超人》的男主角克里斯托弗·里夫骑马时摔伤颈椎，知道自己将终身瘫痪而变得非常消沉，威廉姆斯去医院探病，他装扮成奇怪的医生形象，操着俄国口音，非要给里夫检查直肠，消沉的里夫认出他后第一次大笑不止。脱口秀里的他妙语连珠，手舞足蹈，只要他一上台，整个世界似乎就沸腾起来。但表面上微笑和欢乐的威廉姆斯，也有酗酒和药物成瘾的问题，还跟抑郁症苦苦抗争了十几年。为了生计他不得不出演自己不喜欢的角色，因此他感觉十分挫败。另外，他寄予厚望的作品却因收视率直降而停播，这给了他一个重大的打击，直接摧毁了他的自信心，因而最终选择自杀。罗宾·威廉姆斯曾说："我不认为我是一个快乐的人，我只是努力想让别人快乐。因为我觉得这样我自己可能会快乐。"他自杀的噩耗震惊了无数人，很多人直到知道他自杀的时候才发现这位"触动了人类灵魂的每一个元素"的天才演员逗乐了全世界，除了他自己。

第四个例子是英国喜剧演员凯文·布雷尔。凯文·布雷尔是英国的一名喜剧演员，也是一支篮球队的队长、戏剧班的学生，他还努力学习英语、经常出现在荣誉榜上和派对中。从表面上看，你根本不会把他与抑郁或者自杀这样的字眼联系在一起，但他曾经坐在床上，旁边是一瓶药，手上拿着纸笔，想着要如何终结自己的生命，并且差一点就把自己推向了死亡。对于自己的抑郁症，他说："我过着两种不同的生活，一种是大家看到的，另一种只有我看得到。我笑容的背后是矛盾，内心一片黑暗。高中的风光小孩其实并不完美，我害怕别人看到我真实的样子，微笑下面是斗争，光明下面是黑暗，我的人格下藏着更深层次的痛苦。"

抑郁症患者并不会总是哭。卓别林、憨豆先生，还有我们身边的一些抑郁症患者患上的就是微笑型抑郁症，这种类型的抑郁症患者不会对别人表现出抑郁症的症状，有时候他们会频繁出入各种社交场合，跟你谈笑风生，甚至会在你身边滔滔不绝地"讲笑话，逗开心"。虽然痛苦，但他们仍然能够维持正常的生活。这种类型的抑郁症在那些"成功人士"身上较为多见。微笑型抑郁症患者的微笑，大多不是出于他们内心真实的感受，有时只是因为工作需要、碍于面子或在一些社交场合不得不做出的强颜欢笑，有一些患者害怕社会偏见、家人担心等，因而极力掩饰自己内心的痛苦，也有一些患者不愿意向别人倾诉自己的悲伤情绪，想要维护自己"强者"的形象，总是会微笑着说一声："我没事"，但是很少有人能够看到这个微笑里的悲伤。这种类型的抑郁症患者在一个轻描淡写的微笑之后，往往会感觉到更加孤单，陷入更深的悲伤之中。由于没有表现出明显的情绪低落症状，导致这一类人的抑郁症容易被忽略。

## 十、努力工作背后的忧伤——"工作狂"也会抑郁

3个月前，莉莉跳槽到一家公司做职员，因为工作努力她很快升职为业务经理。有一天，莉莉坐在自己的办公桌前突然把水杯摔到地上，并放声大哭起来。同事见状，上前安慰并询问原因，但莉莉只顾着哭，什么也不说。后来莉莉的同事才得知原来莉莉患有抑郁症。

莉莉自诉："在大学毕业前，我就患上了抑郁症，我不敢告诉家人，怕他们担心，而且当时正是我毕业的时候，我也害怕抑郁症会妨碍我找工作。我顺利进入一家公司，一直隐瞒我患有抑郁症的事。我想用努力工作

和出色的业绩来证明我不会被抑郁症打倒，所以我没日没夜地加班，我很清楚地记得当时我是部门里出了名的工作狂。出色的工作业绩使我顺利跳槽，可是我发现，在进入新公司后，我的抑郁情况更加严重了，我以为也许是我还不够努力，于是便更加努力地工作，这使我承受了巨大的压力，变得非常暴躁，同事随便说一句话我都能大发脾气。我也不想跟家人交流，不想跟好朋友出去玩，直到那一天，部门里的同事说我的一项工作中出了差错，指出我的错误，本来就承受了巨大压力的我像瞬间被点燃、被压垮一样，再也没有办法抑制内心的悲伤了。"

有人认为抑郁症可能会被努力工作所战胜。这种方法是对抗普通抑郁情绪的有效方式，忘我的工作也许会让你暂时忘却那些不开心的事情，但是却有可能让真正的抑郁症愈演愈烈。有研究显示，有一类抑郁症患者患上了"奋发型抑郁"，他们用忙碌来填补内心的黑洞，掩盖真正的抑郁情绪，"忙碌"帮助他们避免感受内心深处的黑暗情绪，但过度忙碌导致的作息时间混乱会造成人体内分泌失调，引发脾气暴躁和情绪焦虑，承受不断增加的工作压力等都有可能让抑郁情绪更加严重。另外，跳槽也许会导致患者无法适应新的工作环境和新的同事，这无形中增加了患者的工作压力和心理负担，也容易让病情恶化。

但抑郁症与工作并不是一对不能见面的"冤家"，

只是不要用"工作狂"的标签掩盖真实存在的抑郁，抑郁症并不意味着要完全放弃工作，澳大利亚科学家研究发现，抑郁症患者也需要坚持工作。专家建议如果确诊为抑郁症并已经影响了正常工作，适当休息一段时间是必要的，但是在症状得到一定缓解后，一定要继续坚持工作。

## 十一、旅行能赶走抑郁吗——抑郁症不会随着旅行"说走就走"

　　小雯，一位28岁的公司女职员，因为情绪低落、食欲下降以及失眠被诊断为抑郁症，前来心理咨询室寻求帮助。她在回忆自己这种状态出现的时间和发展过程时说："我不知道从哪一天开始陷入了无法自拔的悲伤当中，不知道这种悲伤出现的原因，也叫不出这种悲伤的姓名，好像任何开心的事情都没有办法把我的悲伤压回去，这种悲伤时不时就会冒出来。我离开了亲人和朋友，一个人在外打拼，独自居住在自己的公寓里，夜深人静的时候，莫名的恐惧似乎使空气都凝固了。朋友说我可能是患上了抑郁症，但我不相信，我也不了解这种疾病，我觉得也许只是我的工作压力太大了而已，也许我辞掉工作放松一段时间就会好起来，我想靠我自己的力量走出来。于是我辞掉了工作，开始一个接一个地方旅行。刚开始，每到一个新的地方，我都会有短暂的开心和兴奋，我以为我的人生就要重新开始，但是这种兴奋很快被我内心强大的恐惧和悲伤所代替，并且每一次停止旅行，我又会被吸入那种熟悉又陌生的悲伤世界里，后来我发现这种'旅行治疗'方法只能在短时间内缓解我的恐惧和悲伤，并不能从根本上解决我的抑郁情绪"。

经过一年的心理治疗，小雯的抑郁症状得到了极大缓解，她在一次治疗中告诉心理咨询师："我现在停下了脚步，回到了父母身边，开始正视这种疾病，我发现亲人陪伴在我身边的感觉比旅行时漂泊的感觉更好。"

很多人认为，抑郁症是所谓的"心病"，抑郁症患者，只要出去"散散心"，病魔就会消失得无影无踪。实际上，抑郁症并不是简单的散心和旅行就能缓解的，旅行也许会给患者带来一定程度兴奋或开心的感觉，能够在一定程度上缓解抑郁情绪和症状，但是旅行也许会让患者更加疲惫，产生"漂泊"的感觉，有时会加重病情，或者因为旅行而耽误抑郁症的尽早治疗。想要彻底赶走抑郁症，也许安定下来接受专业治疗会更加有效。

## 十二、创造力与抑郁——天才抑郁症患者的辉煌人生

一些人在经历抑郁症带来无尽痛苦的同时，也享受着上天给予的馈赠——拥有远远高于常人的创造力。抑郁症最"青睐"艺术家或作家。如作家欧内斯特·海明威，他的作品《老人与海》中描写："你尽可能把它消灭掉，可你就是打不败他"，这是他饱受抑郁症折磨的写照。列夫·托尔斯泰在写完《安娜·卡列尼娜》后，患上了严重的抑郁症，他曾说："艺术不仅是没用的，而且是有害的。""面朝大海，春暖花开"的诗人海子，也因无法承受抑郁症的折磨而结束了自己的生命。画家凡·高，不负自己的心理重荷用枪终止了痛苦，同时也终止了自己宝贵的生命，这位天才画家享年37岁。一幅画作《忧郁》表现了德国画家丢勒内心深深的痛苦，画中的天使郁郁寡欢地坐在墙角，左手托着脸颊，右手持着圆规，脸色青黑，他的周围散布着各种科学工具，但是这些富有创造力的玩具再也提不起主人公的兴趣，旁边的守护神也一起陷入沉思。

抑郁症和创造力似乎有神秘的联系，早在1987年，爱荷华大学学者对比了30名富有创造性的作家和30名普通人，发现80%的作家都曾遭受过精神疾病的困扰，特别是双相情感障碍和重度抑郁症，而只有30%的正常人有此经历。1995年，研究者发表了对1000多人生平资

料进行研究的结果，研究对象包含来自艺术、科学、政治、商业、军事等各个行业的杰出人士，结果发现他们患有心理疾病的比例显著高于普通人。50%的艺术家、46%的作曲家、47%的小说家和77%的诗人患有抑郁症。

　　抑郁症和创造性之间的确切关系目前还不清楚。对于"消极情绪激发创造力"的观点目前存在着争议，有的学者发现很多艺术家处于情绪低落的状态时，他们创造出来的作品比正常时的作品要差很多，还有一些作家在患抑郁症时无法工作。也有实验研究表示积极情绪比消极情绪更能激发人的创造性。有些研究者认为，遭受抑郁困扰的个体更容易自我反省，更容易对生活有深入的思考，给创造活动提供了更多素材和灵感，进一步促进创造力。另有学者提出，积极情绪与消极情绪的作用不同，积极情绪能促使人们寻找新鲜的事物，探寻刺激的事情，让人思维活跃、思路开阔，比消极情绪更能提升创造力，但是在严肃而重要的任务中，人们更关心问题是否能得到解决，消极情绪反而在增加创造性上更胜一筹，也可以提高思考的持久性，在任务上坚持更长时间。

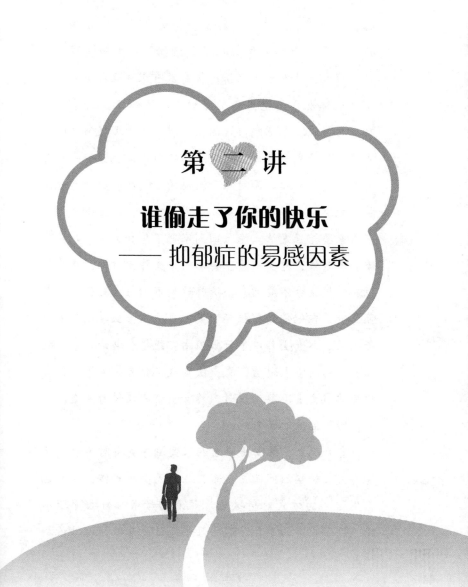

第二讲

谁偷走了你的快乐

——抑郁症的易感因素

# 一、我家每一辈都有人抑郁——抑郁症的遗传因素及生物学基础

　　林女士今年40岁出头，与丈夫共同经营着一家餐馆，儿子正在上高中。林女士与丈夫的餐馆经营得不错，在当地小有名气。儿子成绩优异、乖巧懂事。在外人看来，林女士的生活过得有滋有味，让人羡慕。但是最近林女士总觉得郁郁寡欢，对于饭店里的事情没有心思打理，甚至觉得她的生活里不会出现任何开心的事情。儿子期中考试成绩进了年级前三名，但她一点儿也没有觉得开心。面对儿子激动的表情和丈夫欣慰的眼神，她反而觉得非常内疚。最近一个月，林女士常常坐在自家餐馆里发呆。晚上回到家也不想和丈夫、儿子交流。有时候，林女士甚至会劝说丈夫外出打牌，让儿子住在学校宿舍不要回家，这样她就不用与丈夫、儿子勉强交流，在他们面前强颜欢笑。每次儿子从学校打来电话问候，林女士都以不舒服为由拒绝接听电话。察觉到林女士的反常表现后，丈夫决定找机会开导妻子，但每次睡觉前丈夫准备劝说时，林女士都假装睡着来逃避丈夫，实际上她彻夜未眠。

　　有天晚上，林女士独自在家哭泣，觉得对不起儿子和丈夫。她猛然间回忆起来，在自己小的时候，母亲也曾用这样的方式对待过她。她看到母亲对自己不理不睬，做了很多的小礼物送给母亲想让她开心，但母亲总

是勉强笑一笑后便恢复了郁郁寡欢的状态。母亲这样的状态每隔一段时间就会反复一次。她曾经埋怨母亲，并且认为是母亲讨厌自己才对自己不理不睬。但如今，林女士突然明白："那个总也笑不起来的母亲当时一定跟我现在一样难受。"林女士想起母亲当时被诊断为抑郁症，并且在母亲被确诊后的半年，姨妈也出现了类似的状况，而且姨妈的情况似乎更加严重。林女士记得，那时候的姨妈好像不再是自己以前认识的那个人，去姨妈家，她不再热情地跟自己打招呼，也不再准备热腾腾的饭菜来招待她。

这一刻，林女士想到自己是不是也患上了抑郁症？为何林女士会患上抑郁症？她的抑郁症是不是来自于家族的遗传？抑郁症究竟会不会遗传，是否有其发病的生物学基础呢？

抑郁症的发病原因尚不明确，但可以确定的是抑郁症受到遗传因素的影响较大，也有其生物学基础。早在2000年前，被誉为"医学之父"的古希腊医生希波克拉底提出"体液学说"，认为人由血液、黏液、黄胆汁以及黑胆汁4种体液组成，抑郁状态就是"黑胆汁"过多引起的。可见，人们当时已经意识到人体内分泌物质的变化会导致情绪的变化。现代医学中，抑郁症的发病原因不再用"黑胆汁"来解释。很多关于大脑的实验及研究显示，人的情绪与大脑的脑电活动及化学物质有关，所以人们通过分析大脑内分泌的化学物质来探索抑郁症产生的原因。确实，抑郁症患者大脑与普通人的大脑存在差异，抑郁症患者的大脑内存在"神经递质失衡"的现象。神经递质是指人体细胞之间传递信息的化学物质。目前，临床研究发现抑郁症患者大脑内的5-羟色胺以及去甲肾上腺素两种神经递质的含量下降，而重度抑郁症患者血液及脑脊液中的5-羟色胺含量低于普通人。另外，抑郁症患者大脑内多巴胺系统失衡，多巴胺含量下降。与抑郁症相关的神经递质还有胆碱、神经肽、谷氨酸等。抑郁症相关神经递质的研究成果也成为药物治疗抑郁症的基础。

抑郁症虽然不是严格意义上的遗传性疾病，但父母患有抑郁症会增加下一代罹患抑郁症的风险。总的来说，抑郁症患者的亲属患上抑郁症的风险要比一般人高出10~30倍。如果父母中的一方患有抑郁症，那么孩子患上抑郁症的概率为15%~25%。如果兄弟或姐妹不幸患上抑郁症，那么你患上抑郁症的可能为25%左右。而同卵双胞胎中，如果其中一个被确诊为抑郁症，另一个患上抑郁症的可能性为40%。2015年7月，《自然》杂志上刊登的一篇文章引起了世界轰动，由中、英、美三国科学家共同完成的一项研究揭示，人类存在抑郁症基因。该研究对比了5000多名重度抑郁女性患者和5000多名普通人的基因组，发现两段可能与抑郁症有关的基因序列。这个研究结果在另外3000名抑郁症患者和普通人群的对比试验中得到了证实，这个成果是抑郁症遗传因素研究的新进展，有利于帮助医生对抑郁症患者进行更精确的诊断。

## 小测验——抑郁症遗传危险自评问卷

1. 您的兄弟姐妹中有患抑郁症的吗？每有一位，评2分

2. 如果您的同胞中有人曾因抑郁症住院，每有一位，评2分

3. 您父母患过抑郁症吗？每有一位，评2分

4. 如果您父母曾因抑郁症住院，每有一位，评2分

5. 您的祖父母中有人患过抑郁症吗？每有一位，评1分

6. 您的祖父母中有因抑郁症住院的吗？每有一位，评1分

7. 与您有血缘关系的人，如姑、姨、叔、舅以及一级堂兄妹有人患过抑郁症吗？每有一位，评1分

8. 您父母或同胞曾因抑郁症而企图自杀吗？每有一位，评2分

9. 您认为父母或同胞中有人存在酒精中毒问题吗？每有一位，评1分

10. 结合抑郁自评问卷的评分，如果您的抑郁自评问卷评分为0~7分，则该项评0分；8~15分，则该项评2分；16~25分，则该项评4分；26~30分，则该项评6分

评分说明：0~2分，轻微遗传危险；2~5分，中度遗传危险；5~8分，高度遗传危险；8分以上，遗传危险极高。

虽然抑郁症受遗传因素的影响，但并不代表抑郁症一定会遗传。抑郁症的发生是由很多种因素共同决定的。患有抑郁症的父母如果能够对下一代采取正确、积极的教育方式，提高孩子的抗压能力，培养孩子用阳光的心态面对外部世界等，抑郁症是可以避免的。

## 二、都是完美和敏感惹的祸——抑郁症的个性因素

小金，34岁，两年前从海外留学归来，顺利进入了一家他梦寐以求的生物技术公司工作。小金从小学习非常认真，成绩一直名列前茅。本科毕业后，他到国外知名大学攻读硕士学位，硕士毕业又接着攻读博士学位。读书期间，不管是在学习上还是在生活中，他对自己的要求都十分严格。对于导师交给的任务，小金会十分努力地完成，直到自己觉得非常完美为止，在生活小事方面他也不允许自己有一点瑕疵。这样的性格和行为，使小金给别人留下了做事严谨、一丝不苟的好印象。

自从小金进入公司工作后，他认为身边的同事行事懒散，在工作团队中，小金总是觉得同事完成的工作达不到自己预期的效果。刚开始时，小金还会主动帮助同事把工作做好。后来，逐渐增加的工作量让小金感觉到巨大的压力，导致每当小金看到同事工作中有不足的地

方，他便会忍不住向同事大发脾气。身边的同事开始渐渐疏远他，这让他感觉到越来越孤单。3个月前，小金接到了一个颇具难度的工作项目，他一心想把这项工作做好，为此也付出了很多努力，但收获甚少，因此小金开始对自己的工作能力产生了怀疑，感到越来越焦虑，他最近时常产生这样的念头："我本应该把这项工作做好，但为何我总是达不到自己的要求，这样同事肯定会小看我，我也会失去领导的信任"。同事的疏远、工作带来的压力以及对自我的怀疑让他陷入了无法自拔的悲伤情绪。

最近两个月，小金睡眠很差，总是在半夜醒来，醒来后就再也无法入睡，这导致他上班时无精打采，工作效率严重下降，领导也因此多次找他谈话。小金怀疑自己患上了抑郁症，所以求助于心理咨询机构。

小玉是一名25岁的女孩，研究生毕业之后顺利进入了一家公司工作。作为一名职场新人，她对自己的事业充满了激情和希望。但是有一次，小玉在工作中出了差错，领导对小玉提出了批评，小玉当时觉得非常委屈、非常难堪，恨不得挖个地洞钻进去。小玉回到办公室后，听到旁边的两个女同事在低声交谈，虽然没听清楚她们说了些什么，但是小玉总觉得她们在谈论自己被批评的事。从那以后，小玉只要看到同事看她一眼就觉得同事在鄙视自己，只要听到同事在交谈，小玉就觉得他们在说自己的坏话。后来，小玉一听到同事提起她的名字，就变得非常紧张。有经验的同事给她指出工作中的错误也会让小玉觉得挫败难堪，觉得同事瞧不起她，惹得她伤心哭泣。小玉因此跟同事的关系越来越差，无法适应公司的工作，整日郁郁寡欢。

抑郁症与性格因素之间有着密切关系，完美主义、敏感多疑、抑郁气质、自我评价低等性格的人都比较容易患上抑郁症。上文中所说的小金是一个具有"完美主义"性格的人，在我们的生活中，这种性格的人不在少数，如我们熟知的明星张国荣也具有这种特质。一个人如果对自己和他人要求过高，任何事情都要做到最好，不允许出现一点差错，我们称这种性格为"完美主义"。"完美主义者"最大的特点就是追求完美，常产生以偏概全的想法，固执、刻板、不灵活，不能容忍自己以及他人的缺点，并且想把事情做得尽善尽美，在工作中，容易关注细节、钻牛角尖，而忽略更重要的事情，使得工作效率受到影响。这类性格的人容易产生失败、受挫的感受，因而陷入深深的矛盾之中。"完美主义者"也非常挑剔，不容易相处，常常看到别人的缺点而忽略优点，具有这种性格的人患上抑郁症的概率较高。

小玉是一个敏感多疑的人，这种类型的人非常在意他人对自己的看法，别人无意地"看我一眼"或者"提到我"，都会觉得这些与自己有关，别人随意的交谈也能被怀疑成是在说自己的坏话，也就是微小的事情在这类性格的人身上能被无限放大。敏感多疑性格的人关注点总是放在自己身上，注意力永远是指向自我，也总是会担心未来，担心自己会出错等。这种性格的人在遇到挫折、打击或者独自适应新环境时，会更加紧张不安。

一个具有"抑郁性气质"的人也较容易患上抑郁症。抑郁性格的人通常安静内向，不喜欢与人说笑，也不喜欢参加社交活动，对事物容易看到其消极的一面，多愁善感，敏感脆弱，缺乏自信，十分在意他人的意见和评价。抑郁性格的人易产生负面情绪，加上他们不善于表达或不愿意表达内心感受，日积月累的压力和消极体验就会把他们压垮。

另外，低自尊、自我评价过低或者自卑也是罹患抑郁症的性格因素。这类人常常会产生这样的想法："我什么都做不好，别人样样都比我强"，但是事实却并非如此。他们面对事情容易退缩，不敢主动提出自己的要求，过后又非常懊悔，并且在做每一件事情之前都要反复考虑。这种性格与美国心理学教授塞利格曼在1967年提出的"习得性无助"理论有关。

**小知识**

**经典的心理学实验——"习得性无助"**

塞利格曼曾经做过一个经典的动物实验，把狗关在笼子里并且用强烈的响声刺激它，只要声音出现，就给狗一次电击，起初笼子里的狗在遭受电击后试图逃出笼子，但都未成功。反复几次之后，实验者将笼子的门打开，同样给狗响声和电击的刺激，但此时狗没有主动逃出笼子，而是在电击出现前先卧倒在地，发出难受的叫声。后来塞利格曼发现，人在多次经历过不愉快的体验后，也会出现类似的情况。具有"习得性无助"人格特征的人常常感觉到自己失去了对环境的控制，容易放弃追求，他们感觉到无论自己做什么都不能改变环境，这使得他们自尊感降低，引发抑郁情绪。低下的自尊感也导致他们容易用消极的方式来解释发生的事情，如："我是个糟糕的人，我本来就不配过上好的生活"或者"我早知道我本来就不应该做这件事情"等，这种片面的解释方式导致他们陷入抑郁情绪的恶性循环之中。

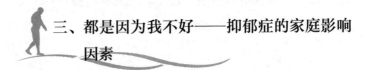

## 三、都是因为我不好——抑郁症的家庭影响因素

小俊，26岁，男性，目前待业。他来到心理咨询室的时候双手捧着头，他告诉咨询师，近半年来他一直有剧烈持续的头疼和胃疼，刚开始他以为是感冒引起的头疼以及消化不良引起的胃疼，但不断地吃抗感冒药或止

痛药对于他的头疼和胃疼没有任何缓解作用。他跑了很多大大小小的医院做检查，但始终没有结果。这样的情况每周都会反复两三次，令他非常苦恼。不仅身体上感觉到严重不适，小俊觉得"我的脑子似乎也不太好使了，记忆力变得非常差，前一天晚上跟朋友约好的事情，第二天就会忘记，每次都要朋友提前打来电话反复提醒"。小俊说："这半年，我有一种十分强烈的孤独感和自卑感，我觉得好像没有人能理解我，我打电话回家告诉母亲这半年来的感受，母亲却说是我晚上跟朋友出去玩得太晚，休息不好，还责怪我已经这么大了，还没有找到一份正经工作，每次听到母亲这么说时，我都忍不住跟她吵起来，甚至最后我会愤怒地摔掉电话。"小俊讲到这里的时候，手紧紧握着拳头，泪流满面。小俊最终被诊断为抑郁症。

小俊的父亲脾气暴躁、处事偏激；母亲文化程度较低，对家里的事情常常不管不顾。小俊小时候，父母总是吵架，他经常半夜被父母吵架的声音吵醒，每当这个时候，小俊心理都十分恐惧，独自躲在房间哭泣。他曾经试图在父母争吵时上前劝阻，但每次都被父亲狠狠地责骂和重重地推开。小俊5岁的时候，父亲去外地打工，家里只有母亲和他两个人，小俊几乎不与父亲联系，母亲对他的关爱也非常少。在小俊的记忆中，母亲对他的态度十分冷漠，没有跟他认真交谈过一次，也没有好好地拥抱过他一次。小俊记得母亲常常对他说的话就是："如果不是因为你，我早就离开这个家，不用再忍受你的父亲了。"这样的成长环境让他很少体会被人关爱的感觉。

大学毕业后，小俊对自己的前途感到十分迷茫，找工作屡屡碰壁。8个月前，小俊找到了一份工作，但他发现自己很难处理与同事的关系。小俊说："我是一个新来的员工，比我进来早的同事喜欢让我帮助他们做各种各样的事情，导致我每天加班到很晚，但是我不敢拒绝他们，我害怕拒绝之后会让他们不愉快、孤立我，我想融入他们，我害怕那种被孤立的感觉。"后来，小俊发现，同事变本加厉的要求让他有些吃不消了，感觉到巨大的压力，3个月后，小俊决定辞职。那么到底是什么因素引发了小俊的抑郁症呢？

家庭成员的互动模式以及个人童年经历确实是抑郁症发生的一个重要影响因素。家庭成员不良的交往模式对个人造成的影响也许在童年时期并不明显，但成年后患上抑郁症的风险会增加。著名心理学家、精神分析治疗的创始人弗洛伊德认为，童年时期丧失主要抚养者与抑郁症高度相关，成年人的抑郁是由于感知到了缺失感，这种缺失感将成人带回到了自己早年与父母分离的情景，唤起了当时的抑郁情绪。小俊的父亲在其很小时就离开家庭，小俊体验到了与父亲长期分离的感觉，没有得到相应的父爱。小俊成年后，在与他人相处的过程中，一旦体会到与他人分离，便会感到焦虑不安，这些也许是小俊非常害怕被同事孤立的原因。研究发现，抑郁症患者中曾经体验过丧失或分离的比例要高于非抑郁症患者。丧失或分离的时间可能是影响疾病严重程度的一个重要因素，如果个体在成长的关键阶段出现了这样的体验，那么丧失和分离对于增加抑郁症的风险会起更大的作用。

不仅仅是丧失与分离，早年的创伤也会影响个体评价自己。在童年时期，父母作为权威人物，孩子无法将父母看成是错误的、不完善的。如果父母无端责骂孩子，拿孩子出气，孩子便会将被责骂的原因归结于自己，认为这肯定是自己的过错，一定是自己做了什么令父母不开心。小俊说，每次与母亲打电话听到母亲责怪自己的时候，他便会想起童年时期母亲常对他说的那些话。每当这个时候，似乎有一团愤怒的火在小俊身上燃烧，这让他觉得是自己阻碍了母亲做她想要做的或者喜欢做的事情。但事实上，这些并不是自己要求母亲做的，这让他感觉到既矛盾又委屈。父母的责难让孩子学会了把责难的矛头指向自己，小俊的母亲常说如果不是因为小俊，她的生活不会像现在这样悲惨，这会令孩子担心有一天被母亲抛弃而产生焦虑的感觉，也会让孩子认为自己对于父母来说是不被重视、没有价值的，自己必须要遵从父母的意愿才不会被讨厌。这些经历会使得个体成年之后缺乏自信，不敢做自己想做的事情，难以忍受孤独以及难以处理人际关系等，如小俊不敢拒绝同事、害怕被孤立。诸如此类的体验容易引发抑郁情绪。

另外，父母不良的行为模式也会对孩子产生影响。一个人小的时候常常认同父母，常常通过模仿父母的行为来学会如何处理外界事物，也就是说父母在孩子的成长过程中起到了榜样的作用。如果父母对待挫折的态度是消极退缩的，那么当类似情景出现时，孩子极有可能用同样的方式来应对。当那些消极的处理方式不能帮助个体有效地应对所发生的事情时，个体就容易陷入抑郁情绪，增加患抑郁症的风险。

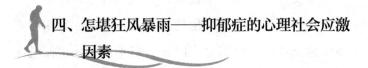

## 四、怎堪狂风暴雨——抑郁症的心理社会应激因素

王女士，35岁，有一个刚上小学的女儿。王女士本来拥有一个幸福的家庭，丈夫在外地做生意，自己则在家里专心照顾女儿。3年前，丈夫的生意连连亏损，不得不卖掉住房抵押贷款，之后一家人挤在一间简陋的公寓房内。由于搬家和经济的原因，她也被迫把女儿转到离家较近的学校上学。一天半夜，王女士接到母亲打来的电话，得知父亲突然间晕倒，王女士与丈夫急忙将父亲送到医院抢救，但父亲终因突发脑溢血去世，这给王女士造成了严重的打击。父亲去世后，王女士变得暴躁刻薄，任何一点小事都能激起她与丈夫的争吵。日子久

了，丈夫无法忍受王女士的折磨，便很少回家，夫妻之间的交流越来越少，感情也逐渐淡漠，最终丈夫选择了与王女士离婚。

王女士不愿接受离婚的事实，后悔自己用极端的态度对待丈夫，她也担心与丈夫离婚会给女儿造成伤害。王女士常常责怪自己没有工作，没有能力抚养女儿，不能给女儿提供良好的生活条件。离婚后，丈夫带着女儿去了外地生活，她的生活陷入了绝望的境地，让原本就经历太多事情的她无法承受。离婚后的这几年，王女士常常见不到女儿，她几乎每天都陷入对女儿和过世父亲的思念中，偶尔丈夫带女儿来看望她，也无法让她开心起来。朋友劝说她出去找一份工作，但每份工作王女士都觉得自己不能坚持做下去，屡次更换工作更加让王女士感觉到自己无能。最近一个月，王女士觉得自己的生活已经没有任何希望了，她想到了自杀，但一想到自己的女儿便又打消了自杀的念头。

前夫生意失利、父亲的离去让王女士陷入了抑郁情绪之中，离婚和失去女儿的打击引发了王女士的抑郁症。应激性生活事件也是引发抑郁症的一个重要风险因素。应激性生活事件可以解释为个体日常生活中出现的重要变化，包括正性生活事件和负性生活事件，正性生活事件能够引发个体积极的情绪，如升职、结婚等；而负性生活事件会引发个体消极的情绪，如亲人过世、失业、离婚等。研究表明，抑郁症患者发病前经历的应激性生活事件比非抑郁症患者多，这说明负性生活事件会对个体产生冲击作用，使个体长期处于精神紧张的状态，从而产生消极情绪。

个体在遭遇应激性生活事件后，大脑也会产生相应的变化。塞利格曼进行的动物实验显示，给予动物不可控的应激刺激，动物会出现消极反应，与抑郁症患者的表现类似。其他研究者后续的研究表明，动物处于不可控的刺激下，控制积极情绪的大脑区域活动受到抑制，若动物处于可控的刺激下，控制积极情绪的大脑区域活动增加。这些研究结果提示我们，在生活中，提高处理应激性生活事件的能力，能够减少大脑内的变化，从而对抗抑郁情绪。

## 五、谁来陪伴和支撑我——抑郁症的社会支持缺乏因素

小雯20岁出头，她从小的梦想是当一名山村教师。大学毕业后，小雯得到了一个到山区当实习教师的机会。刚开始时，小雯非常激动，对工作充满了热情，但经过一段时间，小雯突然意识到自己到了一个远离家人和朋友的地方。小雯所在的学校条件艰苦，只有3名教师，平时工作任务繁重，加上学校所在地区偏远，小雯与家人的通信不便，她几乎没有机会与父母联系。小

雯从小性格内向，不善于交际，刚到新的工作环境，有很多不适应的地方，她一直自己承受，这对她来说是很大的挑战，但小雯的同事不理解她，觉得是小雯性格孤僻冷淡，也慢慢跟小雯产生了距离。远离父母，身边没有可以信任的朋友，小雯感觉到越来越孤独，越来越退缩，她开始把自己封闭起来，不跟别人交流，给学生上课时很难集中注意力，常常在讲课中途走神，学生也不止一次问小雯是不是不开心。由于身边没有可以倾诉的对象，小雯开始把自己的感受写到了日记里，小雯说那本日记是她在山区工作时唯一的朋友，但这个"唯一的朋友"依然不能填补她内心孤单空虚的感觉，她开始失眠，失眠的时候，她便会起来翻看自己的日记，常常是一边阅读日记一边偷偷哭泣。小雯说："我在看自己的日记时，那种孤独的感觉会更加严重，这种感觉快要把我压垮了。"由于小雯的情绪一直不稳定，回到家接受了心理测验评估，经诊断小雯患上了抑郁症。

小雯患抑郁症的主要原因是缺乏足够的社会支持。社会支持是指人们感受到的来自他人的关心和支持。国内外的大量研究发现，社会支持对预防抑郁症患者自杀有一定效果。社会支持强的个体，患抑郁症的概率较小，自杀的可能性较小。国外的研究者也发现对于大学生而言，社会支持是决定他们是否会抑郁的重要因素。一个人拥有的社会支持越强大，就会有越多的资源帮助他应付来自外界的各种挑战。社会支持在不良的情绪体验和自杀意念之间能够起到一个"缓冲器"的作用，当我们感受到来自周围人的关爱、支持和理解时，我们能够产生稳定感，增强自信心，也能够感觉到自己是有价值的，这些积极的感受能够帮助我们缓解抑郁情绪。在遭到不良生活事件的冲击时，向自己信任的人寻求帮助有利于解决生活中的障碍，也能降低患抑郁症的风险。

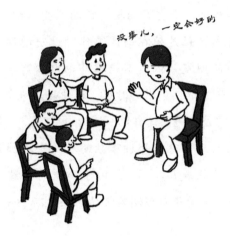

## 六、天凉好个秋——抑郁症的季节因素

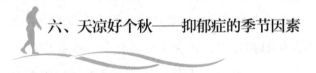

　　胡先生，36岁，是一名工程师，3年前被确诊为抑郁症。由于工作的原因胡先生常常到英国出差，他说："秋冬季飞往英国对于我来说就是一场噩梦，那里的冬

天又阴又冷，还常常是雾霾密布，那样的天气让我觉得住进了一个黑暗冰冷的仓库。在英国期间，从10月份开始，我感觉自己像变了一个人，情绪陷入低谷，甚至有时候无法坚持工作。有一年的冬天，我带着妻子和女儿前往英国旅游，以前我常常见不到女儿，本来想利用这个机会多陪伴她，但是在整个旅行的过程中，我都高兴不起来。后来发现，我无论在什么地方，秋冬季节总是让我感到难过，不愿意说话，全身没有力气，但是到了夏季，我的情况就会好转，我感觉精神焕发，工作效率也提高了不少，我甚至还会组织同事一起活动，如打乒乓球、爬山、郊游等。但是，当秋风刮起、植物变黄的时候，我的心情就再一次跌入了低谷。"

胡先生患上的是季节性抑郁症，季节性抑郁症患者一般是在秋冬季节情绪低落、感到疲惫、难以集中注意力工作、脾气暴躁，严重时会出现自杀的行为，但是当春天的阳光开始撒向大地，他们可以很快地恢复，当秋季来临，他们又陷入新的抑郁周期。季节性抑郁症在中国不多见，而在高纬度国家的发病率较高，同时，女性患季节性抑郁症人数是男性的3~4倍。

大量的研究证实，季节性抑郁症的原因是冬季人们接受的日光照射量减少，影响到大脑内一种叫"褪黑素"的激素分泌。褪黑素的主要作用是维持人体生物节律，使人体保持日周期。褪黑素也能使人体产生倦怠、疲惫的感觉。秋冬日照时间缩短，导致人体内褪黑素分泌增加，抑郁情绪就容易出现。同时，大脑内的5-羟色胺和去甲肾上腺素在夏季的功能最强，到了秋季功能最弱，这样的脑部激素变化也是导致秋冬季节抑郁症容易发病的原因。

但是，抑郁症并不是只出现在秋冬季节，还有另一种和季节有关的抑郁症称为"夏季抑郁症"。我们再来看另一个例子。

刘小姐，29岁，是一名舞蹈演员。5年前，刘小姐发现自己每到夏天总是莫名其妙地想哭，还变得非常焦虑，身体上也有严重的不适，常常头疼头晕、四肢麻木，这导致她在夏天几乎不能工作。刘小姐觉得夏天在舞蹈室里排练对她来说是一种煎熬，炎热的排练厅让她觉得更加焦虑。但是，每当秋天来临，天气变得凉爽时，刘小姐感觉情绪好了很多，能够重新投入到工作中，但是一进入5月，天气开始炎热时，刘小姐又会再一次陷入悲伤的怪圈中。

有研究表明，在夏季会有约16%的普通人出现情绪和行为异常，人们容易变得脾气暴躁、焦虑不安、情绪不稳定等。夏季也是攻击行为、暴力性犯罪高发的季节。研究者推测"夏季抑郁症"发病原因可能是夏季是一个应激时段，害怕炎热的人，并且刚好存在抑郁倾向，炎热的天气就有可能引发情绪异常。在夏季容易"心理中暑"的人可以尽量待在凉爽的环境里，及时让身体补充水分，积极调节饮食起居，让身体适应环境的变化。

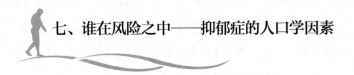

## 七、谁在风险之中——抑郁症的人口学因素

影响抑郁症的人口学因素包括性别、年龄、婚姻状况、地区、职业等。

### ♥ 1. 性别因素

公认的是女性更容易患上抑郁症，女性的患病率是男性的2～3倍。性别对于抑郁症的影响可以从生理、社会文化两个方面加以解释。生物学理论认为，男女在激素水平方面存在差异，女性在月经期、怀孕期间以及生产前后都有激素的频繁变化，有些女性对此比较敏感，容易造成情绪波动。女性生产后社会角色发生了巨大的转变，面临着接纳新生儿成为母亲的角色，同时体内的激素急剧变化，导致产后半年内有10%～15%的女性出现抑郁症状。另外，有研究表明，男性和女性大脑在加工情感方面有差异，这种差异也有可能是女性患抑郁症概率增加的原因。从心理学方面解释，社会文化对于两性的要求不同，女性更容易被培养成温柔、顺从、竞争意识较弱的个体，社会也更容易把女性当成"弱势群体"对待，导致女性受到的虐待、侵犯更多，还有不幸的婚姻给予女性的压力比男性大3倍以上，而单亲妈妈患抑郁症的概率也远比单亲爸爸要高，增加了女性出现负性情绪的风险。另外，女性更倾向于关注自己的情感，更喜欢向他人倾诉自己的不幸，也更容易思考自己的不幸。从社会角度解释，女性抑郁症的诱发因素多与家庭生活变化有关，如孩子进入幼儿园、小学等，孩子生活节奏发生变化，母亲的生活节奏也会随之改变，有的母亲不适应这样的改变容易出现抑郁情绪。职业女性要兼顾职业人、母亲、妻子等多种社会角色，来自各方面的压力也容易造成女性出现抑郁情绪。

### 2．年龄因素

影响抑郁症的另一个重要人口学因素是年龄，虽然说任何年龄段的人都有可能患上抑郁症，但抑郁症的高发年龄段在20～50岁。最近的研究显示，我国抑郁症发病的平均年龄为30岁。老年人和青少年也较容易患上抑郁症，但老年人和青少年的抑郁症容易被忽略。

国内外研究显示，社区老年人约5%患有重度抑郁症，住院老年人中有10%～12%出现重度抑郁症状，养老院等护理机构中有17%～35%的人出现抑郁症状。老年人的抑郁症大多表现为疲惫、悲伤、对很多事情失去兴趣、记忆力下降、行动迟缓，这些症状也常常被误以为是由躯体疾病引起，或者被误认为是衰老的表现。老年抑郁症的诱发因素主要有：①不适应退休后生活的变化，活动范围减小，产生空虚感，因职业生涯终止而产生了无价值感。②丧偶或者缺乏子女陪伴导致一些老年人产生明显孤独感。③躯体疾病的影响，国内有研究显示老年心血管疾病患者中，有20%~25%出现重度抑郁症状；老年糖尿病患者中约有15%伴有重度抑郁症状；脑卒中的老年患者也常有抑郁症状。躯体疾病能给一些老年人带来精神上的打击，让老年人陷入无法自拔的抑郁情绪。

青少年也是抑郁症较高发的人群。国内外研究资料显示，青少年抑郁症的发病率为1.8%～7.8%，终身患病率达15%～20%。青少年抑郁症患者常表现为抵触上学、记忆力下降、脾气暴躁，常常与青春期的叛逆混淆，一些青少年不善于向父母表达内心感受，抑郁症状会更容易被忽略。遗传、父母早期不良的教育方式，缺乏成长支持，如父母过度指责，生活事件的出现等等都是青少年抑郁症的诱发因素。

### 3. 婚姻状况

国内最新研究表明，丧偶及离婚/分居者罹患抑郁症的风险较高。丧偶及离婚/分居女性中分别约42.1%、30.8%出现抑郁发作，丧偶及离婚/分居男性中分别约为21.3%、19.8%有抑郁发作。丧偶、离婚、分居均为生活应激事件，易引发抑郁情绪。

### 4．地区因素

城市人口的抑郁症发病率高于农村人口。城市生活节奏加快，生活成本增加，工作压力大、离婚率升高等是引发城市人口心理问题的有关因素；而经济收入水平低下、生存压力增加、医疗质量较差、过度疲劳是农村人口抑郁症的诱发因素。也有人认为城乡人口的抑郁症表现不同，抑郁症的发现难易程度也不相同。

### 5．职业因素

虽然任何职业的人群都有可能出现抑郁症，但一些具有较大工作压力以及工作竞争激烈的职业容易引发抑郁症，如医生、护士、警察、销售人员等。国外的调查发现，医生的自杀危险度高于常人，并且年轻医生的精神问题严重，有约6%的年轻医生有严重精神问题。国内研究显示，80%的医生有疲劳感，12%的医护人员已经患上了不同程度的抑郁症。国内多数医院环境拥挤嘈杂、医生承担着超负荷的工作强度，工作压力大，频繁的医患负面新闻给医生带来严重的精神压力，对于女医生来说，长时间工作使生活、工作不平衡也是导致抑郁情绪出现的重要因素。另外，我国研究表明，4%的男性、5%的女性销售人员出现抑郁发作，销售行业竞争激烈，该行业的人员无法避免遭人拒绝的情况，这导致销售人员易产生挫败感，自尊感降低。根据我国学者研究结果，工人、私营业主、女性农林劳动者、管理和技术人员也容易出现抑郁症。

遗传和生物学基础使抑郁症如其他疾病一样存在"易感人群"，不良生活事件、环境因素（如气候、湿度、光照等）以及心理因素（如早年生活经历、性格）可成为抑郁症的诱发因素。抑郁症不是单一因素造成的，而是多种因素共同作用的结果，应从多方面提高警惕，预防抑郁症的发生。

第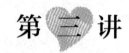讲

**药物助你驱散阴霾**

——抑郁症的药物治疗及预防

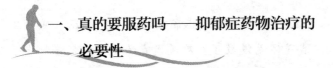

# 一、真的要服药吗——抑郁症药物治疗的必要性

小周，今年25岁，曾经是一名销售人员，一年以前他开始感觉记忆力大不如从前，在接待客户的过程中常常走神，不知道别人在说什么，因此工作效率也直线下降，除此之外，小周还总是感觉到莫名其妙的情绪低落，后来在一次单位组织的心理评估和体检中被确诊为中度抑郁症。小周因为抑郁症的困扰离职，但他始终不愿意接受自己患上抑郁症的事实，朋友也觉得非常纳闷。按小周的话来说："我是一个非常坚强的人，无论生活中遇到什么样的困难我都能自己扛过去，我怎么会得抑郁症呢？"小周坚信自己不可能被抑郁症打倒，于是他尝试各种各样的办法，每天晚上约朋友出去狂欢，白天在家放吵闹的摇滚音乐让自己打起精神，他也尝试着去书店买各种各样的"心灵鸡汤"类书籍，希望从那些书里找到一些正能量帮助自己摆脱抑郁症。

虽然他做了各种各样的努力，但抗击抑郁症的效果始终不好。小周的朋友建议他到精神科就诊，看看药物治疗对他是否会有帮助，没想到小周却极不情愿地说："吃药不就是说明我在逃避吗？一旦吃药了，就表示已经承认自己是一个软弱的人，吃药也改变不了现实呀！"小周的抑郁症没有向好的方向发展，病情总是

69

反反复复。小周感觉到非常挫败，多少次在心底问自己："我是不是没救了？难道我真的要被抑郁症打垮了吗？"最后小周终于下定决心，走进了医院精神科，医生向他解释，应该把抑郁症当成一种普通的疾病来看待，病了就要吃药。小周听了医生的解释，愿意接受药物治疗。现在他的症状已经基本缓解，他说："我自己经历了很长一段时间的折磨，最后在实在忍受不了时，我意识到，吃药并不是我逃避和软弱的表现，而是我勇敢地面对自己的疾病。如果接受药物治疗，我能够在几周之内缓解痛苦，为什么非要延长到几个月甚至是几年呢？"

关于抑郁症的药物治疗，很多人充满了疑惑，有些人还存在抵触情绪，甚至拒绝药物治疗。有很多像小周一样的患者，不愿意承认抑郁症是一种疾病，认为吃药也改变不了现实，有人说："抑郁症就是心情不好，为什么非要吃药？开导开导不就好了吗？"一些人认为，抑郁症是心理疾病，那么"心病还需心药医""抑郁症一旦开始使用了药物治疗就表示到了病入膏肓的程度了"，甚至有人觉得通过药物来改善情绪就是软弱的表现或者是一件十分丢脸的事情。高血压患者要服降压药，这是很正常的。同样，应用药物来治疗抑郁症也是必要的。

也有人认为："抑郁症不是能够自行缓解吗？那还有必要吃药吗？"抑郁症虽然能够自行缓解，但绝大多数抑郁症患者都需要药物的帮助，只有少部分病情较轻的患者能够自己慢慢好起来，而那些病情较重或者已经复发多次的患者，一定要尽早接受药物治疗，以免耽误治疗的最佳时期，使病情恶化而出现严重的后果。

抗抑郁药物是一种直接作用于大脑的化学递质，帮助患者改善情绪状态，似乎抗抑郁药能直接控制人的思维，不过你放心，现在医学的发展速度还没有达到能够通过药物控制你思维的程度。如果你依然心存疑惑，我们再从生理的角度来看看抑郁症患者为什么要吃药？抑郁症患者生活在"总是开心不起来、生活毫无希望"的情绪中，这种挥之不去的情绪正是由患者大脑内神经递质的紊乱引起的，所以抑郁症患者要康复仅仅靠所谓的"意志力"是远远不够的，单纯的"心药"可能达不到理想的治疗效果。打个比方，抑郁症患者就像一辆没油的汽车，这个时候，只能给汽车加满油，它才能继续往前走，服用抗抑郁药物就相当于给汽车加油，即通过改变大脑内神经递质的水平来改善神经功能的状态，帮助抑郁症患者稳定情绪，增强思维能力，使患者的精力渐渐好转。如果说健康人的情绪状态是一个基础水平，那么抑郁症患者的情绪状态是处于基础水平之下的，严重时会产生自杀的危险。在患者病情严重的情况下，药物治疗是进行心理治疗的基础。要治疗抑郁症，就要先从引发抑郁症的根本原因——脑部异常入手。

从另一个角度来看，抑郁症患者有时候看起来有一些非常棘手的问题，比如丧失亲人的痛苦、失业带来的挫败或者是离婚造成的无助。在病情严重时，患者没有足够的精力来思考和解决这些生活难题和创伤。药物的作用就是直接跳过导致抑郁症的外因，先从生理的角度改善大脑内的激素水平，稳定患者当前的抑郁情绪，缓解当前最令人困扰的疾病症状，只有这样才能调整出适应生活、适应环境的状态，更自信地去面对生活的挑战，更有能力解决当前面对的困难。

抗抑郁药能缓解患者情绪低落的状态，伴随的焦虑、紧张情绪以及抑郁症发作过程中的身体不适，有效率为60%～80%。研究显示，在所有年龄段分组中，尤其是20～50岁的患者，抗抑郁药物治疗效果相当好。抑郁症患者使用抗抑郁药物治疗的疗效好于使用安慰剂或不使用药物治疗的患者。抑郁症患者接受药物治疗并不代表疾病已经到了无法挽回的地步，也不是什么需要回避或者丢脸的事情，就像普通的疾病需要吃药一样，抑郁症患者需要通过相应的药物治疗才能走出灰色的雾霾。

应该注意的是，抑郁症患者用药需要寻求专业人士的帮助，如精神科医生。医生会根据患者病情的严重程度、表现出的症状、精神状况等，给予患者用药建议，比如该服用哪种药物，剂量是多少，服药的间隔时间是多长，进行药物治疗的时间是多长。医生也能够根据患者病情的发展，及时、合理地调整患者的用药方案。患者及家属千万不能自己随意使用抗抑郁药物，或者由于对抗抑郁药物治疗有误解而耽误治疗。

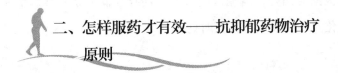

## 二、怎样服药才有效——抗抑郁药物治疗原则

药物治疗是抑郁症治疗的主要手段，在开始药物治疗之前，应该确保正确诊断抑郁症或者并发的其他疾病，包括同抑郁症一起发作的其他精神疾病、躯体疾病和物质依赖等。根据患者表现出的症状、对药物反应的适应状态、患者自身的特点选用合适药物，坚持在考虑不同患者自身特点的情况下合理用药的原则。

第一，用药应从小剂量开始，之后慢慢调整用量，在保证有效的情况下使用最小的剂量以减少不良反应。

第二，尽可能单一用药，足量足疗程治疗，如果用一种药物足量足疗程治疗后，没有达到理想的治疗效果，此时应该换另一种药物进行治疗。联用抗抑郁药物并不比单用更有效，而且联用药物不良反应发生率更高。如果两种作用机制不同的药物都没有治疗效果时，可以考虑联合用药，但是在进行联合用药时应注意药物的相互作用。

第三，所有抗抑郁药物在停药时应慢慢减少用药剂量，避免突然停止使用药物而导致身体不适。

用药之前应该向患者及其家属说明药物的作用和服用后可能发生的不良反应及对策，也应让患者明白应该积极配合治疗，遵循医嘱服药。治疗期间密切观察病情变化及不良反应，并及时处理。

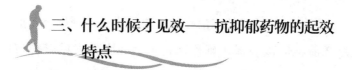

## 三、什么时候才见效——抗抑郁药物的起效特点

小华，是一名即将参加高考的学生，她从小学习成绩优异，几乎每次考试都是班里的前三名，因此老师和家长对她寄予了很高的期望，也常常称赞她："将来一定是清华、北大的料！"这样的称赞和期许也悄悄在小华心里种下了一颗种子，小华下定决心要考上一流的大学。但是刚踏入高三时的一次模拟考成绩非常不理想，这给她带来了巨大的压力，小华决心下次考试一定不能再出现这样的状况了，但是过重的压力让她一次又一次考场失利，她也因此萎靡不振，开始逃避上学，常常失眠，精神状态也非常不好，就连吃东西也没什么胃口，甚至在看书复习的时候莫名其妙地

放声大哭。父母十分着急，带她去医院就诊，这才知道小华已经患上了抑郁症。为了有效缓解小华的症状，让她能够坚持上课，医生给她开了抗抑郁药。小华的父母满怀希望地说："这下可有救了！"

半个月以来，小华虽然严格地按照医生的医嘱服药，症状却始终没有明显的改善，只是小华放声大哭的次数少了，睡眠不好的情况稍微有所缓解，但依旧觉得记忆力不如从前，学习半小时就非常疲倦。小华的父母看到这个情况，开始着急了，赶忙去询问医生："怎么吃了这么久的药病还没好？""是不是你开的药没有作用呀？"

患者或家属常常关心的问题是：到底需要吃多久的药才会康复？有一些患者刚刚接受药物治疗，就希望症状能立刻缓解，疾病能马上消失。但是，在服用了很长一段时间的药物后，却没有发现明显的变化。很多患者因此而失望，产生像小华父母一样的一连串问题。对于患者而言，需要明确的是抗抑郁药物起作用的时间通常在2～4周，对于少数患者来说，1～3个月才看到药物的疗效也是有可能的。药物起作用后，病情会逐渐好转，因此患者至少需要坚持服用4周以上才可判定药物是否有效。

还有一种情况，大约70%的患者在第一次服用抗抑郁药物之后，症状会有所缓解，也就是说，有一部分患者第一次使用的药物有可能是没有作用的，如果出现这样的情况也不必担心，抗抑郁药物的种类很多，不同种类的药物调节大脑神经递质水平的方式也不同。若某一种类药物无效，可以尝试其他种类药物，当然这要由医生决定。也就是说，找到合适的药物或药物组合可能需要一个比较长的过程，需要时间和坚定不移的决心。

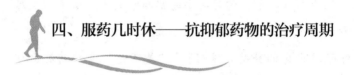

## 四、服药几时休——抗抑郁药物的治疗周期

　　黄太太，两年前患抑郁症。病情严重的时候主要表现为情绪突然失控，早醒，对任何事情都不感兴趣，连与家人最基本的沟通都不愿意进行。黄太太接受药物治疗3个月后，抑郁症状有明显的改善，能够与家人聊天、散步，甚至还可以为儿子、丈夫准备饭菜，她也愿意去参加一些体育活动。黄太太的家人看到她的改变都非常开心，她自己也逐渐看到了生活的希望，这时候，黄太太以为自己已经康复，没有必要继续吃药了，于是自作主张把药停了。没过多久，黄太太的病情又反复了。这时黄太太纳闷了："我不是已经好了吗？为什么一停药就变回原来的样子了？我是不是需要终生服药？"

　　有很多和黄太太情况类似的患者，通常在接受3个月的有效药物治疗后，症状逐渐消失、接近痊愈，因此误认为自己已经好了，便自行停药。要知道，抑郁症是一种慢性疾病，复发率高，病情也会时好时坏。如果停止药物治疗极有可能复发，复发之后治愈的难度更大，所以患者在症状完全消失后千万不能掉以轻心，遵医嘱继续服药是很有必要的。

提倡抑郁症全程治疗，治疗分3个阶段，即急性期治疗、恢复期（巩固期）治疗和维持期治疗。每个阶段的治疗作用都是不同的，急性期治疗目的在于稳定患者的症状，尽量使疾病症状消失，治疗时长一般为6~8周。进入恢复期（巩固期），患者病情不稳定，复发率较高，这个阶段的治疗一般是以降低疾病复发的风险为目的，使用药物剂量通常与急性期的剂量一致，至少需要4~6个月。维持期治疗可以防止疾病复发，一般维持6~8个月。不同发作状况的抑郁症患者，维持期持续的长度不同。首次发作的抑郁症患者，药物的维持时间为6个月到1年。而第一次复发的患者在症状完全消失后还应该进行3~5年的维持治疗，两次或两次以上复发的患者，应该接受长期维持治疗。

另外，抗抑郁药物通常是通过维持大脑内神经递质的正常水平，从而逐渐让大脑恢复自身维持神经递质水平的能力，这个过程的发生也是缓慢的。药物治疗是一个过程，需要一定的时间才能把患者体内的激素水平调节到正常的状态。就好比运动员在一次体育比赛中肌肉拉伤，吃一粒止痛药、贴一片膏药不可能完全恢复，更何况人体内由激素导致的疾病恢复起来会更加缓慢。对于刚开始服药觉得症状明显好转就想立刻摆脱药物的患者而言，感觉已经恢复的原因是由于正在吃药，药物依然在身体中发挥着作用，感觉良好并不是停药的标准。与抑郁症的抗衡是一场持久战，耐心和决心正是打赢这场战争的有力武器！

## 五、我会上瘾吗——抗抑郁药物是否使人产生依赖性

很多人一听说抗抑郁药物能够让大脑的神经递质产生变化，就会不由自主地担心"抗抑郁药物是否会让人产生依赖？一旦服用是不是就意味着终身服用？"特别是上述案例中的黄太太这样的患者，可能要追问："我一旦停药，不良的症状又回来了，这还不算依赖吗？"首先需要明确的是，抗抑郁药物并不是成瘾性药物，也不同于精神振奋剂，其作用是消除由于大脑激素紊乱导致的情绪低落状态，让人产生依赖的概率很低。在病情稳定之后，就可以逐渐减少药量，痊愈后即可不再服用。但如何减少药量、在什么时候停止服药都需要在精神科医生的指导下进行。

打一个具体点的比喻，我们来看看抗抑郁药物和成

瘾性药物的区别在哪里？设想一下有这么一位士兵，每天在军营里训练非常辛苦，但无论怎么辛苦，他都能坚持下来。偶然的一次机会，有人给这位士兵喝了一种汤药，喝完以后他觉得精神百倍，十分亢奋，应付每天的训练感觉更加轻松了，所以士兵每天训练之前都要喝一碗汤药。突然有一天，汤药没有了，但士兵已经适应了在亢奋时接受训练的状态，突然没有汤药后非常不习惯，感觉精力大不如从前，甚至连平常的训练都不能坚持完成。只有再次服用汤药才能坚持训练。这个过程中士兵的情况就是我们所说的"依赖"，而汤药就像成瘾性药物，没有使用的时候，不会影响我们的正常生活，一旦使用就很难摆脱。

　　另外一种情况，这位士兵在训练的过程中受伤，无法坚持完成正常的训练，领导便让他回家休养。在休养的过程中，士兵不仅每天给伤口换药，还坚持服药以促进伤口愈合，但士兵的伤口较为严重，恢复起来需要一个漫长的过程。当伤口不再剧烈疼痛时，士兵也需要将伤口包扎起来，坚持用药，以防止它再一次裂开。一旦伤口痊愈，士兵也不用再吃药了。这个伤口就是抑郁症，士兵服用的药物就相当于抗抑郁药。抗抑郁药物只有在大脑神经递质水平不正常时才需要使用，一旦神经递质水平恢复正常，就不再需要使用。

## 六、抗抑郁药物有害吗——抗抑郁药物的种类及其不良反应

抗抑郁药物在20世纪50年代就已经出现了，第一代抗抑郁药物是三环类抗抑郁药（TCAs）、单胺氧化酶抑制剂（MAOIs），但由于这两类药物有比较严重的不良反应而逐渐被新型的抗抑郁药物，如选择性5-羟色胺再摄取抑制剂（SSRIs）、5-羟色胺及去甲肾上腺素再摄取抑制剂（SNRIs）以及去甲肾上腺素再摄取抑制剂（NRIs）所取代。

新型抗抑郁药物5-羟色胺再摄取抑制剂高效安全，在国外运用广泛，不良反应小，起效也比较快。代表药物是氟西汀（又叫百优解）、帕罗西汀（又叫赛乐特、氟苯哌苯醚）、氟伏沙明（又叫兰释）、舍曲林（又叫左洛复、郁乐复）以及西酞普兰（又叫喜普妙），这5种药物是目前使用较多的。另外，新型的抗抑郁药物还有5-羟色胺及去甲肾上腺素再摄取抑制剂（SNRIs），其不良反应比三环类抗抑郁药小，无法适应三环类抗抑郁药不良反应的患者可以考虑使用此类抗抑郁药，代表药物有文拉法辛、度洛西汀，国外还有米那普仑、洛夫帕明等。

俗话说"是药三分毒"，大多数药物都有不良反应，就连最普通的抗感冒药都有可能让人昏昏欲睡，所以不能完全避免抗抑郁药物的不良反应。有的患者对这种

"心灵药物"存在着很多担忧，这是正常的，但过多地担忧会带来不必要的焦虑情绪和压力，反而会加重药物的不良反应。

那么服用抗抑郁药物会产生哪些不良反应呢？较轻的不良反应包括口渴、头晕、便秘、总是想睡觉以及体重增加等；胃肠道症状也比较常见，如恶心、呕吐、腹泻、缺乏食欲等。更严重的不良反应包括排尿困难、心悸、性功能障碍、癫痫发作。抗抑郁药物的不良反应有可能在服药后很快出现，但是随着服药时间的延长，患者会渐渐适应。

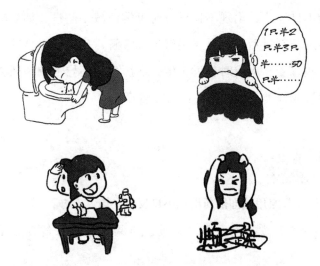

需要注意的是，在接受抗抑郁药物治疗后还有可能出现戒断反应，戒断反应就是停止使用药物之后，患者出现不适应的情况。抗抑郁药物通常都有哪些戒断反应呢？例如恶心、呕吐、失眠多梦、昏睡、难以集中注意力、虚弱、焦虑不安，也又可能出现流感一样的症状。严重时还会有电击感或麻木感。

在确定接受药物治疗后，医生会尽量寻找一种适合患者的、疗效最佳而不良反应最小的药物。随着治疗时间的延长或者患者逐渐适应药物时，一些不良反应会慢慢缓解甚至消失。也有一些不良反应与药物剂量有关，降低剂量也能减轻不良反应。导致不良反应的药物剂量因人而异，有的患者用大剂量也不出现明显不良反应，有的患者即使小剂量也会出现不良反应。

在接受药物治疗期间，应该密切观察病情变化和药物不良反应，出现不良反应时可酌情减小药量，如果减小用药剂量后不良反应仍然不能缓解，或者对不良反应无法忍受，应及时告诉医生，在医生的指导下调整药物剂量或种类。切记不要自己突然停药。

**小贴士**

**服用抗抑郁药出现不良反应，该怎么办？**

（1）多喝水，多吃蔬菜、水果有助于缓解部分不良反应。

（2）头晕时，避免攀爬高处、骑自行车、开车。尽量休息，避免疲劳。

（3）肠胃不适、恶心、呕吐，可以改为餐后服用药物，有助于缓解症状，出现便秘或腹泻的症状，尽量吃易消化的食物。

（4）口渴时，嚼口香糖可以刺激唾液分泌，每天用1%毛果芸香碱溶液漱口3～4次，可促进唾液分泌。

（5）视物模糊、排尿困难，一旦出现应减药或停药，更换其他抗抑郁药。

（6）低血压、心率过快时，应该减药或对症处理，严重者应更换其他抗抑郁药。

（7）出现过敏反应，如呼吸困难、发热等，应该及时停药并接受抗过敏治疗。

（8）性功能障碍是抑郁症的症状之一，但服用抗抑郁药物后更容易出现，此时可减药或换药。

## 七、我需要服药吗——抑郁症的服药指征

钱女士，36岁，是一名公务员，最近她总是感觉心情非常不好，没有精力上班，无法集中注意力，工作1小时就觉得十分疲惫，从早到晚想睡觉。下班回到家，倒头就睡。钱女士四处打听寺庙，想要出家。她把自己的想法告诉了丈夫和女儿，遭到了极力反对，钱女士突然撕心裂肺地大哭起来："这段时间我也不知道自己是怎么了，我买好了一瓶安眠药，时时刻刻就想着去死，可能只有出家才会拯救我，没想到你们是我最亲近

的人都不理解我！"钱女士的丈夫和女儿吓坏了，以为是工作压力太大造成钱女士这样，连忙替她请了假，让她回家休养。丈夫和女儿对钱女士耐心劝说，钱女士终于同意不再提出家的事情了。在家休养期间，钱女士的状态还是没有好转，白天丈夫上班，女儿上学，钱女士一个人闷在家里，反而越来越难受了。自杀的想法依旧盘旋在钱女士的脑海中，她认为自己有这种想法实在对不起家人，又纠结又自责。钱女士越来越怀疑是自己的精神出问题了，于是来到医院精神科，不停地问医生："我是不是精神失常了？"医生询问和检查后，告诉她并不是精神失常，是患上了重度抑郁症，交谈中医生发现钱女士的姨母曾患轻度抑郁症。在医生的建议下，钱女士接受了药物治疗，在服用了一段时间的抗抑郁药物后，钱女士的情绪状态得到明显的改善。同时她还接受了心理治疗，虽然在这期间，钱女士的病情也有几次小小的波动和反复，但总体来看，钱女士的状况已经越来越好。

小瑶，18岁，今年刚上大学。小瑶性格比较内向，不太爱跟别人交流，从小到大都是大家眼中的乖乖女。上大学是她第一次离开父母独自生活，她有些不适应，看到身边的同学很快就熟悉起来，自己却怎么也融入不到其中，小瑶觉得非常孤单。入学几个月以后，小瑶没有交到一个新朋友，这让她变得更加孤僻。一次，班里竞选学生干部，小瑶鼓起勇气上台演讲，但几乎没有同学给她投票，这使小瑶感到非常挫败和难堪，从那天以后，小瑶整天一句话也不说，也不去上课。经过一番心理纠结之后，小瑶走进心理咨询室，好好释放了上大学以来的情绪，在咨询师的帮助下，小瑶的情绪慢慢有了好转，也开始愿意试着融入同学们当中。

上面两个例子说明虽然药物治疗对于抑郁症患者康复有很大帮助，但并不意味着一旦得了抑郁症就需要接受药物治疗，是否使用抗抑郁药物需要根据患者病情严重程度、持续时间、引发疾病的原因等因素来确定。心理治疗相当有必要。如果已经出现了以下几种情况，医生可能会建议患者接受药物治疗。

（1）抑郁症症状严重，持续时间长，已经悲伤到对任何事情都丧失了兴趣，认为生活充满了绝望，甚至想到了自杀。

（2）抑郁症已经出现了复发的情况。

（3）已经出现了幻觉，如看到别人都看不到的东西，总是听到有人说话等。

（4）如果曾经接受过药物治疗，并且症状得到明显的缓解，若复发，医生也有可能建议患者接受药物治疗。

## 八、药物对宝宝有影响吗——孕妇服用抗抑郁药物的风险

　　小梅已经30岁了，3个月前怀上了宝宝，这对于已经结婚5年的她来说简直是天大的喜讯。她的丈夫和父母都非常开心，父母特意从老家赶来照顾她，全家人都热切盼望新生命的到来。小梅本来是一位职场女性，平常工作十分繁忙，但她为了这个孩子在家休养半年，小梅在家待产的过程中，不光有喜悦和期待，更多的是迷茫和担忧。小梅一直在职场里打拼，本就不太擅长照顾家庭，现在家里又即将添一个宝宝，她要变成一个母亲的角色，更加让她不适应。父母和丈夫对她的照顾，虽然令她十分感动，但也给她带来了不小的压力。小梅看一家人高高兴兴，不敢把自己内心的担忧说出来，害怕破坏大家的好心情，可是憋在心里又十分难受。最近小梅的不良情绪更加严重了，整天卧床不起。原来小梅非常喜欢弹钢琴，家人建议小梅没事弹弹钢琴，有助于胎教，可是她现在看到钢琴碰都不想碰一下。整日失眠使她心力交瘁，因为失眠的问题去医院就诊，没想到被确诊为中度抑郁症。小梅和家人都吓坏了，不知道怀孕期间接受药物治疗会不会伤害到胎儿，如果不治疗抑郁症，又担心不好的情绪会对胎儿有影响，小梅现在陷入了两难的境地。

像小梅这样，由于体内激素水平明显变化加上对于照顾胎儿的担忧和角色转换的焦虑，妊娠期抑郁症也是比较常见的，母亲的身心健康严重影响胎儿的发育，妊娠期心理健康也受到越来越多的关注。10%~14%的年轻女性有妊娠期抑郁症，1/12的妊娠期妇女需要用抗抑郁药治疗。妊娠期妇女使用抗抑郁药物时会存在更多的担忧，妊娠期妇女服用抗抑郁药对下一代是否会产生影响还存在着争议。有研究显示，母亲应用抗抑郁药似乎对后代无影响，加拿大和韩国的研究人员报告，那些产前使用5-羟色胺再摄取抑制剂的女性，她们下一代的行为没有受到显著的影响。有学者比较了产前服用过此类药物和没有服用过此类药物的孕妇产下的孩子，在实验室直接观察中，虽然产前使用5-羟色胺再摄取抑制剂的女性的下一代出现注意迟钝和攻击性行为的概率更高，但增加并不非常明显。

另有研究显示，妊娠期服用抗抑郁药物对母婴都构成很大危险。2012年加拿大学者发现，妊娠期服用抗抑郁药导致流产危险性增加68%。一项研究对比了20周流产的孕妇以及没有流产的孕妇，结果发现，流产孕妇中，有约5.5%的孕妇在孕期服用了抗抑郁药。也有研究显示，妊娠期服用抗抑郁药导致早产的概率增加，特别是7~9个月时的早产风险最高，此时服用抗抑郁药物，还有可能导致婴儿适应不良，比如低血糖、呼吸困难、体温过低、神经过敏等。尤其是在怀孕的前3个月，孕妇如果服用了抗抑郁药，婴儿有缺陷的概率会增加。

孕妇服用抗抑郁药物之前，应向医生了解清楚服用抗抑郁药的利弊，谨慎决定是否接受抗抑郁药物治疗。

## 九、用药需谨慎——老年人使用抗抑郁药的注意事项

刘大爷，今年68岁，是一名退休老干部。外人看来，刘大爷退休工资丰厚，老伴陪伴在身边，有一儿一女，生活得可谓有滋有味。但一年以前，刘大爷的儿子不幸出了车祸，这对刘大爷来说是一个非常沉重的打击。儿子住院两个月以后，刘大爷每天失眠，吃不下东西，整天坐在儿子病床前发呆，有时嘴里不停念叨："没了孩子，自己也要崩溃了，不想活了。"谁来劝他都没用，老伴和女儿看见刘大爷这样，非常担心，请来了医院的精神科医生，医生诊断刘大爷患上了抑郁症，需要接受药物和心理治疗。刘大爷的老伴和女儿听了开始不安起来，刘大爷一直有哮喘，家人担心他不能适应抗抑郁药物的不良反应，所以陷入纠结当中，不愿意让刘大爷接受药物治疗。

老年人在认知功能、身体状况各方面都有所下降，很多患有抑郁症的老年人同时还伴有其他精神或躯体疾

病，所以老年抑郁症患者在接受抗抑郁药物治疗时，需要更加谨慎。老年抑郁症患者在什么情况下需要考虑接受抗抑郁药物治疗呢？

（1）总是记不住事情，记忆力明显下降，无法集中精力做事、跟人交谈等。

（2）丧失判断力。

（3）感觉不到生活的快乐，对任何事情都没有兴趣，不愿意出门或跟他人交流，脱离社会。

（4）常常怀疑自己有病。

（5）总是看到事情的消极面，觉得自己的生活没有意义，活着也没有意义，感觉自己拖累了家人，严重时出现自杀动机或行为。

由于老年人特殊的生理、心理特点，治疗中要在坚持一般原则的基础上，针对老年人特点合理用药。老年抑郁症患者接受药物治疗时应注意以下几方面。

（1）用药必须坚持个体化，用药剂量要根据具体情况逐渐增加或减少，避免产生撤药反应，要注意"起始剂量低，加量慢"的原则。

（2）可以使用小剂量、多次用药的方法。

（3）若老年抑郁症患者同时患有其他疾病，应考虑抗抑郁药物与其他药物的相互影响，还要特别注意抗抑郁药物的不良反应对躯体疾病的影响。

（4）对于有家族史的患者来说，家族中同类疾病患者治疗有效的药物，很可能会对患者有效。

（5）使用抗抑郁药物时，注意是否有患者无法适应的不良反应。

（6）处于急性期的老年抑郁症患者，至少应该治疗6周以上才能判断药物治疗是否有效。

（7）第一次发作的老年抑郁症患者，接受药物治疗症状基本消失后，至少应维持治疗12个月。若复发，则需服药2年以上，再次复发应终生服药。

## 十、是不是药物惹的祸——抑郁症患者药物治疗误区

阿琴，患上抑郁症已经好一段时间了，她总是觉得全身肌肉酸痛，头痛，白天上班老想睡觉，到了晚上却怎么都睡不着。阿琴实在忍受不了自己这样的状态了，一个月以前，她到医院就诊，医生给她开了药让她坚持服用，阿琴似乎像抓住一根救命稻草一样，觉得自己的病有希望了，吃了药肯定很快就会好起来。服用药物的第一周，阿琴严格按照医生的指导服药，但一周以后，她觉得自己也没有开心起来，身上的酸痛也没有明显好转，阿琴一心想让自己赶快好起来，于是擅自增加了药量，果然，在第二周，阿琴的症状明显改善了，但是药物带来的不良反应也更大了，除了一周前的恶心、呕吐，阿琴开始腹泻。这个时候阿琴想："我是不是该换另

一种药试一试？"于是阿琴打算找医生开其他的抗抑郁药物。

患者的用药误区常表现在以下几方面。

（1）过早加大药物剂量　有一些患者治病心切，以为一旦服用抗抑郁药物就能马上看到效果，如果刚开始没有明显的效果，便擅自增加剂量，这种做法是十分错误的。有人会问，阿琴自己增加了剂量之后，治疗效果也更好了，有什么不对吗？

首先，抗抑郁药物起效需要一定的时间，服用4周以上才能判定它有没有效果，并且，抗抑郁药物如果能达到疗效，剂量越小越好。在阿琴的例子中，如果她服用小药量，在2～4周后也能出现明显的疗效，她擅自增加剂量，虽然见效快，却带来了严重的不良反应。多数研究表明，抑郁症维持期与急性期的药物剂量应该相同，所以阿琴在急性期加大药物剂量，在后续的维持期治疗中，很有可能需要一直使用大剂量药物来控制病情。

另外，刚开始使用抗抑郁药物的时候，患者事先不知道对自己有效的最低剂量是多少，所以应该在医生指导下逐渐调整剂量，一点点试出最适合的剂量。

（2）着急或频繁更换药物种类　"如果一种药物没效果，那我换另一种药物好了。"这是患者容易陷入的误区，刚吃了几天就频繁换药，结果换来换去，每种药物的疗程都不足，导致每一种药物都没有效果。另外，刚开始的时候，这种药物可能没有效果，但医生说需要几周之后才会起效，那么就请坚持，耐心等待一段时间，如果1个月后，依然没有效果，那时再更换药物种类或加大剂量也不迟。

"这个药给我带来的不良反应我受不了，我为什么不能换另一种药呢？"这也是很多患者疑惑的地方。每一种抗抑郁药物都会存在或多或少的不良反应，也许换另一种药物后带来的不良反应会更加无法忍受。从另一个角度说，大多数患者在服用一段时间的抗抑郁药后，会逐渐适应药物带来的不良反应，如果坚持了一段时间，依然忍受不了严重的不良反应，正确的做法是告知医生，在医生的指导下改变剂量或更换药物。

（3）频繁更换医生　更换医生和更换药物是一样的。有些患者，在一个医生那里开了药，吃了几天没效果，然后就觉得是不是这个医生治不好自己的病，于是换个医生看看。总是这样的话不光打击了患者治愈疾病的信心，下一个医生往往把握不好前一个医生的治疗计划，也不清楚该患者的治疗进程，容易导致患者之前接受的治疗前功尽弃，后果是耽误治疗，病情加重。

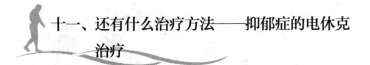

# 十一、还有什么治疗方法——抑郁症的电休克治疗

　　小洋，31岁，已经有7年的抑郁症病史了。小洋的伯伯也患有抑郁症，他的姑姑则是一名精神分裂症患者。自从小洋被确诊为抑郁症，他一直坚持接受心理治疗和药物治疗，更换了3名心理咨询师，但病情依然反反复复。小洋患抑郁症期间，两次实施自杀，服用安眠药，用头撞墙，但都被及时发现，送进了医院。两周前，小洋因情绪极度低落，不言不语，卧床不起，被家人送进医院。漫长的康复之路让小洋和他的家人饱受折磨。在家人绝望之际，医生建议让小洋接受电休克治疗。1周内小洋接受了3次电休克治疗，情绪有所好转，能进食。小洋一共接受了5次电休克治疗后，没有再出现自杀的念头，出院后继续坚持服用抗抑郁药物，病情得以缓解。

　　电休克治疗也叫电抽搐治疗，是指让一定量的电流通过患者头部，导致全身抽搐，从而达到治疗疾病的目的。这种方法在1938年开始用于治疗精神病，后来逐渐用在治疗抑郁症、强迫症、精神分裂症等疾病中，并不断改良。现在通常用于治疗有强烈自杀意念、强烈自罪感以及严重抑郁的患者，一些药物治疗无效或使用药物治疗后出现严重不良反应的患者也可以使用电休克治疗。

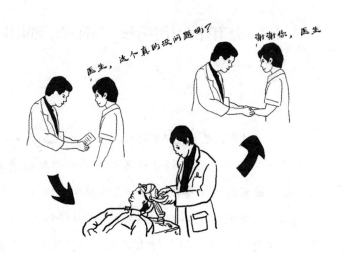

在做电休克治疗时，80～120V的电压直接通过大脑，患者全身抽搐。在此期间，患者意识丧失，不会感觉到痛苦。治疗结束后，少数患者会出现头疼、恶心、呕吐、意识模糊、反应迟钝的症状。不良反应的严重程度取决于治疗的次数和间隔时间长短。这些症状一般在1周后会逐渐消失。如果在麻醉下接受电休克治疗，可以减少不良反应，患者也更容易承受。

这种治疗方法听起来似乎非常吓人，可能你的脑子里已经出现了科幻电影中的场景——插满电极的患者和手握电棍的医生。目前人们对于这种疗法存在一定的恐惧和误解，也会对这种疗法产生各种各样的问题，例如会不会伤害大脑、做完以后人会不会变傻、会不会丧失记忆等。电休克治疗并不是你所想象的那样，它是安全、有效的，对于抑郁症患者，若一周内接受2～3次电休克治疗，精神状态能够有显著的改善，并且这种疗法的不良反应远远小于抗精神病药物。国外资料显示，接受了100次以上电休克治疗的患者，并没有出现明显的损伤。我国学者也进行了相关研究，对30多名接受电休克治疗的抑郁症患者进行了为期6周的跟踪调查，发现电休克治疗对90%以上的患者有效且不良反应少。电休克治疗对人体基本上没有长期的和不可逆的伤害。

接受电休克治疗的患者应当注意的是，在接受治疗前，要确保诊断无误，做好详尽的躯体以及神经系统的检查，排除电休克治疗的禁忌证，如脑部疾病、高血压、心脏疾病、呼吸系统疾病、糖尿病、骨关节炎。老年人、怀孕期间的妇女不适合接受电休克治疗。由于电休克治疗进行之前患者需要接受一系列严格的检查，对于治疗时的抢救设备和治疗后的护理水平要求较高，所以患者应该到大医院接受治疗。电休克治疗一般是8～12次为一个疗程，每隔一天接受一次治疗。

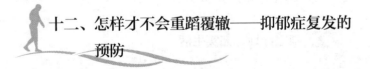

## 十二、怎样才不会重蹈覆辙——抑郁症复发的预防

### ❤ 1. 维持治疗，定期复查

有的患者没有完全治愈就自动停药或者不能保证抗

抑郁药物足量和足疗程。虽然经过治疗病情有所改善，但抑郁情绪仍然存在，或者治疗后仍然有消极思维方式的患者容易复发。复发次数越多，下一次复发的概率越高，复发的间隔时间就越短。在抑郁症基本痊愈后至少几个月内坚持接受治疗，抑郁症状不再出现，也不应该立刻停止治疗。研究表明，继续治疗能够减少抑郁症复发的概率。抑郁症基本痊愈的6~9个月是比较关键的，这段时间是抑郁症复发率最高的时期。有专家建议，对于病情严重的抑郁症患者，维持治疗的时间建议在2~3年，多次复发的患者需要维持长期治疗。首次发作的抑郁症患者，恢复后应坚持6个月以上的维持治疗，两次发作的患者应坚持治疗5年，3次以上重度抑郁发作的患者应长期服用抗抑郁药物。

治愈两年内，应该定期到门诊复查，最好1个月1次。尽量与熟悉自己病情的医生沟通，积极配合医生随访和干预。患者恢复后，不仅要积极配合医生进行药物治疗，而且可以维持心理治疗，一旦又出现抑郁情绪，尽早寻求医生的帮助。

### 2. 制定计划，充实生活

处于恢复期的患者可以尝试对生活做出丰富的安排，减少让自己感到无聊、空虚的机会，这样有助于患者从不良的情绪体验中转移注意力。生活计划可以根据自己的喜好、目标以及实际情况制定，但是要容易实现、可操作性强。可以是美工、园艺或者是学习一门新的语言。当患者的康复情况改变时，应当做出相应的调整。每当做完一件事情时，患者可给自己一个奖励，增强成就感，体验恢复与成长的快乐，给自己的心情加分。

### ❸. 积极交流，融入集体

有的抑郁症患者因为自卑、害怕等，在康复后不知道怎样重新融入人群，不敢面对以前的熟人，此时抑郁症患者往往体验到强烈的孤独感和挫败感，不利于病情恢复。人际交往是帮助抑郁症患者恢复的重要因素。

在预防抑郁症复发的过程中，患者可以积极地为自己争取与他人沟通的机会，学习与他人交流的技巧，主动融入周围人当中或试着寻求他人的帮助，即建立能够给予自己支持的人际系统。在良好的人际系统支持下，患者能更容易地应对挫折，渡过难关。不要害怕自己会遭到他人的拒绝或歧视。主动与人沟通、交流，会收获别人的热情和善意的眼光，也能帮助自己走出抑郁情绪。

国内外均有研究显示，当身边的人给予我们关注，或者我们处于困难中时，有人伸出援手，有家人、朋友、同事帮助，我们便会感觉到自己是有价值的、是被人关爱的、是重要的，这对我们对抗抑郁情绪有很大的作用。遇到难过悲伤的事情，不妨将自己的感受说出来，通常会有帮助。把心事告诉信任的人，比闷在心里、自己"钻牛角尖"要舒服得多。

### ❤ 4. 保证休息，切勿"好了伤疤忘了疼"

有的抑郁症患者难以汲取之前的经验教训，在病情好转后，立刻回归到以前的生活状态。一些原本兴趣爱好就很广泛或者热爱工作的人，治愈后认为自己的生活变得烦闷、枯燥，于是立刻约上朋友喝酒玩乐，参加剧烈的体育活动，没日没夜地加班工作，导致抑郁症再次发作。

抑郁症患者恢复正常后，万万不可放松警惕，不要认为症状改善或者消失就是万事大吉，好好休息是非常重要的，过度疲劳往往与抑郁症的发作有内在的联系。保持有规律的生活习惯，保证充分的休息时间，对预防抑郁症复发有非常重要的作用。

保证休息，就要保证规律且高质量的睡眠。如果患者正处于抑郁症的康复期，这一点就更要引起重视。研究显示，青少年每天睡眠时间少于5小时会增加抑郁症发生的风险。

**帮助睡眠的几个方法**

第一，尽可能为自己安排适宜的睡眠环境，安静，舒适，整洁。

第二，睡前避免剧烈运动。睡前的过度运动会促进血液循环，精神兴奋，不利于入睡。睡前也不要看刺激性的刊物、影视节目。

第三，睡前不宜饮酒、喝茶或者喝咖啡、可乐等兴奋性饮料。

第四，尽量避免在床上看书、看电视，也不要在床上思考问题。

### 5. 警惕季节因素

季节变化也是抑郁症复发的重要影响因素，一般来说，在秋冬季节及季节交替时抑郁症易复发。

**抑郁症复发的征兆**

（1）睡眠出现问题，如患者开始失眠，入睡困难，改变了以前的睡眠习惯。这必须引起高度重视，睡眠变化是抑郁症复发的重要表现。

（2）注意力下降。患者工作、学习时很难集中注意力，总是走神儿，与他人交流时心不在焉。有时候患者也有记忆力下降的表现，丢三落四，思维变得缓慢。

（3）回避社交。患者不愿意融入群体，不愿意与人沟通交流，不愿意参加集体活动。

（4）兴趣丧失。患者对平时喜欢的活动或事物提不起兴趣，也不再关心周围的事物，甚至把自己心爱的东西送人或扔掉。

（5）意志力减退。患者开始变得懒散，不讲究卫生，有时候长时间静坐发呆，不愿意运动、说话。

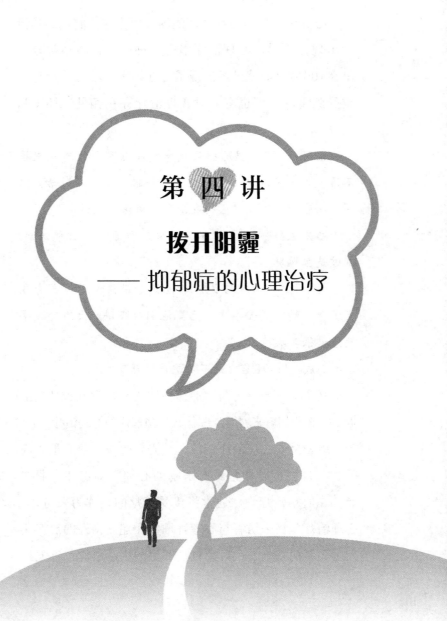

第四讲

**拨开阴霾**

——抑郁症的心理治疗

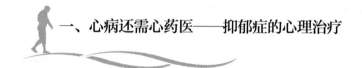

# 一、心病还需心药医——抑郁症的心理治疗

心理治疗也是治疗抑郁症的常用方法，它比药物治疗出现得更早。心理治疗中的一种——经典精神分析早在100多年前就已经出现了。近年来，心理治疗越来越受到重视，但也有人对心理治疗存在偏见、怀疑和误解。

柳阿姨："心理治疗让我感觉有点神秘，有点捉摸不透。是不是我被心理医生看了一眼，说了几句话，心中的秘密就会透过自己的表情和言语暴露无遗？"

邱先生："心理治疗不就是聊天吗？聊天怎么能治病？不过是骗人罢了。"

谢小姐："心理咨询师不过就是讲讲大道理或者在我不开心的时候安慰我而已，他们给我讲的大道理我早就想过很多次了。"

小成："心理治疗是不是就是逗开心？"

其实心理治疗与药物治疗一样具有科学性和理论依据。那么我们就来看看到底什么是抑郁症的心理治疗？

患者接受心理治疗之前，首先要寻找一位心理咨询师，心理咨询师通常具有丰富的心理学知识和专业技能，在心理治疗中，通常将接受治疗的人称为来访者。心理治疗是指来访者与心理咨询师在建立良好的治疗性人际关系的基础上，讨论自己遭遇的生活事件、感觉甚至人生经历等，心理咨询师通过言语沟通及其他心理学的技术帮助来访者寻找出现问题的原因，帮助来访者找到解决问题的方法，改善来访者认识事物的态度和行为方式，减轻或消除来访者内心的痛苦，从而治疗疾病的过程。心理治疗的短期目标是解决抑郁症患者当前急需解决的问题，为来访者提供心理上的支持，缓解症状。从长远的角度来说，心理治疗要帮助来访者更好地、全面地认识自己，改变应对问题的方式，发展成熟的人格，预防疾病的再次发生。心理治疗方法有很多种，包括认知行为疗法、精神动力疗法、正念治疗、人际治疗、家庭治疗等。咨询师会根据来访者的具体情况选择一种合适的治疗方法，也有可能联合使用几种治疗方法，让治疗效果达到最佳。

心理治疗与药物治疗可以联合进行，有研究显示，药物治疗联合心理治疗比单纯应用药物治疗效果更好，既能控制症状又能帮助患者提高心理社会功能，这种治疗策略也成为抑郁症的国际通用治疗原则。有人说过："药物就像人的腿受伤后阶段性使用的一支拐棍，能让伤者很快从痛苦中摆脱，暂时恢复正常的功能；心理治疗则是从更长远的角度，逐渐调节、改变既有的不利的易感素质，减少复发风险，从根源上获得持久的心理健康。"

心理疗法帮助了许多抑郁症患者，心理疗法对大约一半轻、中度抑郁症患者有效，能够减轻他们的症状。心理治疗对于抑郁症患者有以下作用：①能够缓解生活事件给患者带来的伤害；②对于正在接受药物治疗的患者来说，心理治疗能够帮助患者配合医生接受治疗，按照医嘱服药；③心理治疗帮助患者更好地接纳自己，回归家庭，重返工作岗位；④心理治疗与抗抑郁药物一起维持治疗，预防抑郁障碍的复发。因此，不论病情轻重缓急，都应重视心理治疗。

心理治疗的优点在于它不会像药物治疗那样产生躯体上的不良反应，因此对于那些害怕或者无法适应药物不良反应的患者来说是比较好的选择。另外，药物治疗虽然在控制抑郁症状方面有明显的效果，但是在停药后，由于一些患者依然不知道如何用合理的方式去面对挫折，面对社会，一旦遇到生活事件，抑郁症很有可能复发。心理治疗可以帮助患者用更加积极的心态、更加合适的应对方式来适应生活。来访者在接受心理治疗的过程中，心理咨询师更多的是扮演一个挚友的角色，与来访者一同去研究和解决问题。这样的治疗达到的效果是来访者亲自参与和调整的结果，对于来访者而言，他们获得的成长和收获是药物治疗无法给予的。

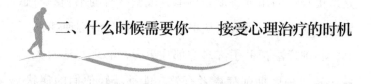

## 二、什么时候需要你——接受心理治疗的时机

在了解了什么是抑郁症的心理治疗后，有的患者会

出现这样的疑惑："什么时候需要接受心理治疗？什么时候需要药物治疗联合心理治疗？"我们来看小杰和娜娜的例子。

　　小杰今年26岁，在一次朋友的生日聚会上，他碰到了一个喜欢的女孩，但他发现自己与异性的相处似乎出了点问题。面对自己喜欢的异性，刚开始时小杰总是能够鼓起勇气跟对方交流，甚至表达出自己对对方的感觉，但是一旦对方也表现出对自己的喜欢，或者表明了愿意跟他有进一步交往的意愿，小杰马上就会退缩，严重时小杰为了躲开对方会删除对方的联系方式，甚至会更换自己的电话号码，这使小杰觉得非常困惑，也严重阻碍了他与异性的相处，他一度情绪非常低落和失望，也让小杰觉得非常挫败。小杰曾经想过自己出现这种情况的原因，但始终都想不明白，于是小杰走进了心理咨询室，与心理咨询师探讨了自己的感受、生活经历，在心理咨询师的帮助下，小杰找到了原因，重新树立了信心，现在小杰尝试着跟自己喜欢的女孩有进一步的交往。

　　就像小杰一样，如果你被一个问题困扰了很久，自己左思右想，始终找不到问题出在哪里，也不知道该如何解决，甚至影响生活和工作，或者影响与他人的相处，甚至使你对自己产生了怀疑，那么不妨尝试一下心理咨询。也许，心理咨询师能够帮助你从另一个角度看待问题，缩短思考的时间，协助你更快解决问题。

娜娜今年刚上高中，她的家境一直不太好，之前父亲在外打工贴补家用，自己和母亲在老家生活，不幸的是后来娜娜的父亲在工作过程中出了意外离她而去，这对于娜娜和她的家庭来说是一个沉重的打击，娜娜陷入了严重的悲伤中，导致她不想上学，处于悲伤情绪中的母亲也无法顾及娜娜的感受，娜娜把所有的悲伤都放在心里，更加痛苦。娜娜出现了严重的失眠，总是在课堂上昏昏欲睡，学习成绩也一落千丈。班主任察觉到娜娜的变化后，鼓励她去看心理咨询师，在心理咨询室里，娜娜彻底地表达了自己内心的感受，娜娜觉得自己最难过的是没有和父亲好好告别，心理咨询师帮助娜娜处理了这样的感受，在接受了几次心理咨询之后，娜娜的症状渐渐地缓解了。

若与娜娜的情况类似，遭遇了应激事件，比如离婚、亲人突然去世、遇到自然灾害等，这些事件会给个体造成极大的冲击，心情会受到严重的影响，这个时候也需要接受心理咨询。总之，遇到烦恼要尽快解决，积极寻求帮助，不要将困扰积压在心里。

如果患者的抑郁症状较轻，持续时间短，并且复发的可能性不大，这个时候可以首先选择心理治疗。另外，如果患者在日常生活中压力很大，寻求心理咨询也会对其有所帮助。

那么什么情况下选用药物治疗联合心理治疗呢？如果抑郁症状很严重，反复发作，甚至复发的时间间隔很短，这个时候单独使用药物治疗或者心理治疗可能都没有明显的疗效，可考虑联合使用药物治疗和心理治疗。对于抑郁症急性期患者，若出现下列情况中的一种，可以在接受药物治疗的同时接受心理治疗。

（1）患者的症状慢慢显现或者恢复较差。

（2）患者虽然使用了足量足疗程的药物，但治疗效果不明显。

（3）患者有一直困扰自己的心理问题，无论处于抑郁症发作还是没有发作的阶段。或者已经采用了最佳药物治疗方案，但在症状缓解后仍有明显的心理问题或人际问题存在。

（4）患者无法适应抗抑郁药物的不良反应或者不愿意服药。

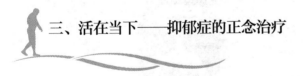

## 三、活在当下——抑郁症的正念治疗

正念源自东方，有时也被称为"观禅"或"内观禅"，是佛教的一个重要概念。早在2600年前的佛经中就已经出现正念的概念。平常的生活状态里，表面上我们知道自己正在做什么，但我们的注意力或许并没有集中在当前所做的事情上，对此时此刻身体的感觉或情绪的知觉更是少之又少。我们来思考以下问题：此时此刻，或许你正漫步在公园，眺望着远方，嗅着泥土和草地的气息；或者你正坐在沙发上，手中的杯子里飘来茶香，你伴着清茶的热气翻看手里的书。你是否意识到了自己的状态？是否注意到了当前的感受？在你脑海里，有什么想法正在发生？带着这些问题，或许你才会突然把注意力聚焦在当下，才会把驰骋的思绪收回来思考现在。正念就是以一种特定的方式来觉察，即有意识地关注当下的心理和身体状态及其变化，并且不带评判地感受这一切。此时要抱着开放和接纳的心态，不要给自己当前的感受贴上"好"或者"不好"的标签。

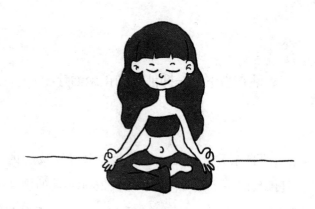

正念产生后，在亚洲地区，特别是东南亚被广泛传授，在传承中，因为地区和文化的原因渐渐演化出了各种各样的形式，但本质是不变的。正念在二十世纪七八十年代被介绍到西方，卡巴金等学者对其进行了研究，后来整合到现代心理治疗中，正念治疗已经发展成为当代主要的心理治疗技术之一。正念治疗的应用范围比较广泛，在治疗焦虑、抑郁、疼痛障碍、成瘾行为以及人格障碍中都有较好的效果。

正念治疗为我们打开了一条完全不同的思考途径，让我们不要逃避当前的感受和情绪，而是用一种开放和接纳的态度面对它们，也鼓励我们无条件地爱自己。正念治疗可以让抑郁症患者尽早地察觉到导致抑郁情绪的消极思维，并及时调整不良的应对方式，以避免抑郁症复发。正念治疗包括正念减压疗法、正念舞动疗法、辩证行为疗法、正念认知疗法等。

正念减压疗法由美国麻省理工学院的卡巴金博士首先研究和应用，其目的在于指导患者关注自己的身心感受，帮助患者运用正念修禅来处理压力、疼痛或其他心理疾病，包括正式训练和非正式训练。正念认知疗法是泰斯德等人在正念减压疗法的基础上融合认知疗法发展而成的一种正念治疗方法，对预防抑郁症复发有较好的效果。正念训练主要有冥想、身体扫描、3分钟呼吸空间、正念行走和正念进食等，通常患者需要坚持8～10

周，每周至少训练一次。另外，生活中也可以不带评判地关注当前的感受。下面介绍一些可以自己进行训练的小技巧，这也是正念治疗领军人物卡巴金的正念治疗课程里的一部分。患者可以跟随着下面的例子进行训练，在此过程中，尽最大的努力，并且相信自己能够自愈和成长。

吕师傅，51岁，是一名货车司机。两年前他就开始失眠，并且常常情绪低落。这两年来，他总是处于非常消极的状态中。由于长期失眠，他的精神状态非常不好，有一天晚上在开车时，吕师傅忽然觉得头晕，看不清前方开过来的车，好在副驾驶位置上有人，及时提醒吕师傅刹住了车。从那以后，吕师傅总是认为自己一无是处，当了很多年的货车司机竟然会出现这样的失误，他变得更加郁郁寡欢了。这样的状态已经影响到吕师傅的工作了，他非常困惑，于是向心理咨询师寻求帮助。

吕师傅向心理咨询师说明了自己的情况，经过诊断，咨询师认为吕师傅有轻度抑郁，并决定采用正念治疗。

第一次咨询：吕师傅第一次接触正念训练，心理咨询师对他进行了正念注意训练。

心理咨询师的指导语："在你面前有一粒葡萄干，假设你以前从来没有见过这个东西，请你带着好奇心来认识它、观察它？拿起你面前的这粒葡萄干，可以将它放在手里把玩，放在耳边摇晃，然后将它放在灯光下仔细观察，看看它的颜色、光泽、每一条纹理，摸摸它是光滑的还是粗糙的；你也可以闭上眼睛试着去闻一闻它的气味，哪怕你不能明显地感觉到，也要尽力尝试感受它的咸涩或是香甜，在每次吸气的时候吸入它散发出来的气味。此时此刻，你的鼻尖、嘴还有胃是什么感觉？将这粒葡萄干放入嘴里，别着急把它嚼碎，让它在你口中停留几分钟，此时你的舌头是怎样的感受？现在，有意识地咬一两口，当你的牙齿和它接触，当你的舌头包裹着它，看看会发生什么，每嚼一口，它的味道、口感是否会发生变化？当你认为可以吞咽下葡萄干的时候，你的舌根、喉咙会发生什么改变？试着去感受吞咽时喉咙肌肉的变化。这粒葡萄干下咽，穿过了食管，进入了你的胃，你能不能体会到它在你胃里的感觉？在做完这个练习之后，你的全身有什么样的感觉？"

吕师傅说："这种感觉非常奇妙，好像我从来没有如此集中注意力于一个事物，虽然是一个十分平常的东西，但当我仔细观察它时，给我的是一种新的感受和体验，当我慢慢集中注意力，好像我没有心思再去想别的事情了，这让我内心非常平静。"

在做以上练习的时候，患者也许会受到阻碍，满脑子会涌出各种各样的念头，无法集中精力，但这是正常的现象。另外，我们可以开始有意地把吃葡萄干的注意方式应用于任何一件日常生活的小事中，如翻书、喝茶、行走、打扫卫生等。可以每周选一件事，下周增加新的事项。

第二次咨询：心理咨询师指导吕师傅进行了正念呼吸。

心理咨询师的指导语："找一个你觉得舒服的、安静的地方躺下，将双手轻轻放在你的肚脐上，把注意力集中在腹部，吸气，呼气，你不需要控制呼吸的幅度，让它自由地进行，手随着呼吸起起落落，然后放开手，仅仅让思维停留在腹部，让心情随着呼吸渐渐平静下来，让注意力跟随气息在你的身体里流动，关注每一次呼吸时身体和情绪的变化，尝试探索每一次呼吸给你带来的感觉。在这个过程中，如果你的思绪仍然无法集中到当前，不要有挫败感，不要无所适从，接受思维的游离，重新开始。"

吕师傅说："我在进行正念呼吸时，难以集中注意力，不能坚持做完，很烦躁，情绪也受到了影响。"

心理咨询师向吕师傅解释："在正念呼吸的过程中，思维游离、注意力不能集中都是正常现象，不要有压力，继续做下去。"

练习结束后，吕师傅分享自己的感受："在正念呼吸时，我能清晰地感觉到自己的鼻尖、胸腔还有腹部的起起落落，也能感觉气息在自己身体内流通，这种感觉让我很舒服，非常放松，情绪也变好了"。

呼吸与我们如影随形，学会把注意力集中在每一个呼气和吸气的瞬间，无论此时此刻我们在做些什么，都能够把我们拉回到"现在"，帮助我们活在当下，让我们真实地感受当前的自我。特别是当我们意识到自己的思绪已经在渐渐走远，呼吸会像一根拉住风筝的线，令我们重新回到当下。

第三次咨询：吕师傅再一次进行了正念呼吸，心理咨询师又带着吕师傅进行了一项新的正念训练——正念觉察。

心理咨询师的指导语："现在我们以双手为例，请你轻轻地闭上双眼，在脑海里想象你双手的样子，由里到外，从皮肤的纹理到指甲的形状。全神贯注地觉察你的双手，此时你的手心、手背、手腕和每一根手指是什么感觉？你是否感觉到了空气从你的手心流淌到每一个指尖？这时，你的手是有一些痒，有一些温暖，还是有一些别的感觉？

现在把你的双手慢慢移到你坐的椅子上，轻轻地触摸椅子边缘，是柔软的还是生硬的？是冰凉的还是温暖的？此时你的指尖感受到了什么？然后抓住椅子的一部分，静静地体会手心抓握东西时的感觉、手掌与椅子之间的压力还有指尖与椅子接触的感觉。现在，把手从椅子上挪开，你的手又感觉到了怎样的变化？"

卡巴金认为觉察是一种治疗方式。我们无时无刻不在与自己的身体、情绪为伴，可是我们不知道，很多时候，我们并不能完全地明晰自己的一切，会有意无意地忽略了原本就属于自己的一部分，因此，重新去感受自己身体或者情绪的每一个细节，让完整的自己重新呈现出来，这是自我整合的重要部分，也帮助我们更容易悦纳自己，当我们做到这一点，一切的感觉可能就没有好坏之分，都是自然的流动。到那时，我们会拥有一个更充满能量的自我。

第四次咨询：吕师傅已经接受了一个月的治疗，这段时间里，吕师傅每天都进行至少15分钟的正念练习。吕师傅的情绪比开始时平静很多了，自信心也在慢慢恢复。这一次，吕师傅在咨询室里进行了正念行走训练，在心理咨询师的指导下，吕师傅关注当下步行的感觉，享受步行，让平静的能量流通身心。

心理咨询师的指导语："正念式行走，就是在行走之中进行的正念训练，行走的时候，不要在意我要走到哪里去，只要把行走的每一步都分解开来，把注意力集中在你行走的动作上。迈出第一步，这个时候你的脚掌、小腿、大腿发生了什么变化？肌肉拉伸的感觉是怎样的？你的呼吸是不是也发生了改变？当你的脚再一次接触大地，你的脚掌、小腿、大腿又产生了什么变化？转身是身体的复杂动作，你的肩膀、腰部、四肢是怎样的感受？此时你离开地面的脚掌如何行动，脚掌如何牵动腿部的肌肉，甚至你是否能体会到身体里血液流淌的感受？"

这个练习在散步时、上楼梯时，甚至在家里从客厅走到厨房、从电视机前走到卧室时都可用到，它帮助你时时刻刻享受行走的感觉，关注身体的变化，把你拉回到当下。

第五次到第七次咨询：吕师傅依然在咨询室中练习和巩固之前学习到的正念训练，心理咨询师也帮助吕师傅解决了一些在练习过程中出现的问题。同时又教给吕师傅另一种新的练习方法——3分钟呼吸空间练习。

第一步，进入觉察。请在座椅上挺直你的腰身，闭上双眼。然后，将觉察注入你的内部，问问你自己：我此时此刻有什么样的体验？

有什么想法在你脑海里浮现？尽量将这些想法看成是精神事件，把它们用语言表达出来。

现在你有怎样的情绪？如果有不愉快或令你不适的情绪，接受它们的存在就好。

此时你可以快速扫描全身，体验身体上的感受是什么？

第二步，集中。注意你的呼吸，感受腹部随着呼吸起伏，随一次次呼吸把注意力放在自己当前的状态。

第三步，扩展。现在除了察觉呼吸，慢慢注意你身体其他部位的感觉，包括你的姿势和表情。如果在这个过程中，你有紧张、不悦或阻抗的感觉，尝试着通过深呼吸让自己逐渐平静下来。告诉自己："无论它是什么，接受它吧。"

这相当于一个迷你的冥想。掌握了这个技术，在生活中，如果你出现了紧张、不愉快或者是烦躁等不好的情绪时，这个练习能够帮助你稳定情绪。在这个练习中，你需要采用坐姿，闭上双眼，同样需要关注当下，体验当前身体的、情绪的变化。首先请把注意力集中到呼吸，注意腹部的起伏，然后根据下面的指导语开始进行。刚开始练习时，尽量在固定的时间练习3次。当你掌握了这种方法以后，可以在任何时候使用这种方法来平复你的情绪。

第八到第九次咨询：心理咨询师指导吕师傅进行了身体扫描，让吕师傅尽量把注意力集中在头部、肩膀、腹部、四肢，关注身体的感觉。这一次吕师傅感觉到从没有过的放松和平静。心理咨询师给吕师傅布置了作业，让吕师傅每天进行身体扫描并且记录下练习的情况。

心理咨询师的指导语："请找一个温暖而安静地方，选择舒适的姿势躺下来，然后，轻轻地闭上眼睛。

花一点时间去觉察呼吸的运动和身体的感觉。当你准备好了的时候，将觉察放到身体的生理感觉上，特别是身体所接触的地板或者床垫带来的触感和压力。随着每一次呼吸，让你的身体更加沉入垫子或者床垫里。

为了集中意志，你要提醒自己这是一个'进入清醒'的时间，而不是'进入睡眠'的时间。此外，还要提醒自己，不论当前的情景如何，你要做的只是单纯地去觉察当前的时刻。这个练习并非要你改变体验世界的方式，也不是让你变得放松或者冷静，它的目的是让你系统性地对身体的每一部分轮流进行关注，然后能够觉察到所有的感官（包括之前觉察不到的感官）。

现在把你的注意力放到腹部，试着去感受呼吸是怎么在你的腹部流动的？随着呼气和吸气进行，注意腹壁的起伏变化。用几分钟的时间来觉察腹部随着吸气的升起，随着呼气的降落。

把注意的焦点慢慢转移到左腿，从大腿根部到膝盖，从膝盖到小腿，从小腿到脚掌，再到每一个脚趾。带着好奇心去感受每一块肌肉、每一条神经、每一个细胞的变化，是温暖的？是冰凉的？还是麻木的？或许你没有任何感觉，但也没关系，你只要把注意聚焦在上面就可以，用心去体会，无论怎样，你已经在感受着现在的你了。每一次呼吸时，都试着感受气息从你的鼻尖到头顶、肺部、背部、腹部，再到左腿，感受着呼吸流通全身的感觉，每一次吸气都让你的身体灌满气息，让吸入的气体贯穿你的全身，呼气时，尽量放慢速度，试着感受气息从脚尖回流的感觉。也许这个练习对你来说并不容易，但没关系，你只需尽量去做，慢慢练习。左腿扫描结束后，你可以带着同样的好奇从大腿到脚尖扫描你的右腿，看看又是什么样的感觉？

继续扫描全身，将注意力依次停留在身体的每个部位，头顶、颈部、肩膀、胸口、后背、腹部、臀部，还有你的左腿、左脚、右腿、右脚……多练习几次。

现在转移到手部，首先放松你的肩膀，然后是左手臂、肘关节，再到小臂、左手腕和每一个指关节、每一个指尖。看看你吸入的气体，在整个手臂里流淌是怎样的感受，温暖还是清凉？在你左手完全感受好之后，同样，把注意力放到右肩，依次扫描右肩膀、手臂、肘关节，再到小臂、右手腕和每一个指关节，每一个指尖。慢慢地呼吸几次之后，让气息从指尖流回到肩膀和腋下，气息缓缓向上流淌，流通脖子、下颌、嘴唇、脸颊、鼻尖、耳垂、眼睛、前额，最后汇集到头顶。

在这个过程中，也许你身体的某个部位会有紧张的感觉，没关系，你可以将注意力放在这个部位上，然后深呼吸，随着每一次呼吸而渐渐平静下来。

思维的游离也是很正常的事情，当你出现这种情况时，接受它就好，然后把注意力拉回到你原来停留的地方。

吕师傅躺在沙发上，慢慢睁开眼睛说："经过前几次的训练，我已经很容易进入到注意力集中的状态，但这一次，好像又是一种全新的感受，血液和气息都在我身体里流淌，我就静静地感受着这种感觉，释放我的压力，我感觉到前所未有的平静。"

做完这个练习以后，你可以花几分钟时间去体会一下此刻的感受，体会气息在你身体里流淌的感觉。

另外，如果你发现在这个过程中自己很容易睡着，可以换用另一种姿势来进行这个练习。

也许抑郁情绪已经困扰你很久了，每天早上醒来对于你来说都是一个巨大的挑战，对抗清晨的疲惫和低落消耗了你大部分的精力，你开始对这样的情绪和感受感到恐惧。如果你尝试着去接纳自己出现这样的情绪，带着好奇去直面这样的感受，结果会是怎样呢？全身扫描，能帮助你精确、细致、轮流地关注身体每一个部位的感受，这个练习能够帮助你增强对身体的感受力，并使你觉察到所有的感官，包括之前觉察不到的感官，也利于更直观、更清晰地处理情绪，把思绪从别的地方转移到对身体的觉知上来。

经过了将近3个月的正念训练，吕师傅的症状已经有了明显好转，他现在能够及时地察觉到自己出现的消极想法、不好的情绪，并且能够做出调整。吕师傅有信心改变自己的不良状态，心境也更加平和了，现在吕师傅正在考虑重新回到工作岗位中去。

## 四、换一个角度想问题——抑郁症的认知治疗

小雪今年27岁，在一家私立中学当语文老师，她面容清秀，一看就是书香气息很浓的女子。小雪3年前结

婚，丈夫是一家跨国公司的中层。在外人看来，她与丈夫是十分般配的一对，丈夫年轻有为，对她又呵护备至，但小雪却觉得自己的婚姻生活越来越不开心了。最近小雪总是觉得提不起精神，在学校工作也常常走神，为学生批改一份试卷要花一两个小时，而且变得非常敏感，有时丈夫说一句无心的话都能引起她很多揣摩猜测，甚至搞得她心情极为低落。除了这些，小雪吃什么都没有胃口，连平常最喜欢吃的东西都觉得难以下咽，体重也直线下降，消瘦了很多。小雪非常纳闷自己怎么变成了这个样子，于是打电话给朋友倾诉，朋友说："你是不是患上抑郁症了？"这才引起了小雪的注意，于是她走进了心理咨询室。

小雪走进咨询室时满脸愁容，有些拘谨，心理咨询师好不容易才打开她的话匣子，小雪没说几句话就哭了起来。心理咨询师全面地评估了小雪的情绪状态，发现小雪很有可能患上了中度抑郁症。最困扰小雪的就是她与丈夫的相处出现了问题。小雪与丈夫是经过大学同学介绍认识的，丈夫比她大9岁，那个时候丈夫的事业风生水起，小雪才刚刚硕士毕业，面对社会也是非常茫然。恰巧丈夫的成熟吸引了她，她也觉得丈夫的条件非常不错，如果跟他在一起，自己将来的生活便有了保障。另外，小雪的父母对未来的女婿非常满意，于是她与丈夫相识半年便结婚了。但是婚后小雪觉得丈夫越来越不像以前的那个他了，结婚前丈夫总是迁就她让着她，但婚后无论是在生活上还是在思想上丈夫与小雪的分歧越来越多，丈夫也不再像从前那样对她百依百顺，日积月累的矛盾让小雪感觉到丈夫欺骗了她，丈夫婚前的样子都是装出来的，还有自己的父母，为什么不阻止她那么早结婚，让她把丈夫看得更清楚一点？

针对小雪的情况，心理咨询师认为是小雪的认知导致了她过多的负面情绪积压在心理，由此引发了抑郁症。心理咨询师决定采用认知疗法对小雪进行治疗。下面是心理咨询师与小雪的一段对话。

心理咨询师："你认为现在最困扰你的问题是什么呢？"

小雪："我觉得我被欺骗了，我的丈夫欺骗了我。我走到今天的地步都是丈夫和我的父母害的。"

心理咨询师："丈夫是怎么欺骗你的呢？"

小雪："丈夫婚前婚后完全不一样，结婚前我们根本就没有这么多的分歧，他总是迁就我。我的父母也是，当初为什么对他那么满意，为什么不帮我好好把关呢？"

心理咨询师："你从小到大都非常优秀，顺利地拿到了名牌大学的硕士学位，相信你也有比较好的判断力，你是一个容易被别人欺骗的人吗？"

小雪愣了一下，说："那倒也不是。"

心理咨询师："那么你怎么会认为是被丈夫欺骗了呢？是丈夫或父母逼你结婚的吗？"

小雪："当然不是。我的父母也没有催着我跟他结婚。其实我的父母在我成长的过程中还是比较民主的，他们通常会尊重我的选择和意见。"

心理咨询师："也就是说其实父母在你选择与丈夫结婚这件事情上并没有起到很大的作用？"

小雪："是的，父母满意只是我早结婚的催化剂，如果父母不满意我也会说服他们让我跟丈夫结婚的。我当时选择跟他在一起最主要的原因是觉得他已经取得了一些成就，在社会上有了一定的地位，这样我将来的生活就有了保障。"

心理咨询师："也就是说你选择跟丈夫结婚，有很大一部分的原因是你对丈夫社会地位以及他成就的需要？"

小雪："是的。"

心理咨询师："这段时间以来，有没有想过你当初选择与丈夫结婚的原因是因为这些？还是说你想过了，却不敢承认这一点？"

此时小雪低下了头，沉默了一会，缓缓地说："您说的对，之前我一直不敢承认这一点，看来我今天的处境并不能责怪我的父母和丈夫，这是我自己的选择，是我太草率了。"

心理咨询师："那么现在你认为造成你困扰的原因是什么呢？"

小雪："是我自己没有考虑清楚，现在我开始认清楚这一点了。"

心理咨询师："你现在有什么感受吗？"

小雪："我现在觉得似乎我对丈夫和父母的埋怨少了一些，也平静了一点，或许我真的该从自己身上找找原因。"

大多数人像小雪一样，认为情绪都是由外界的因素引起的。如我们刚跟别人发生了争执、买到了劣质的产品或者遭到别人的拒绝，这会令我们感到悲伤、难过，甚至愤怒，然后我们会抱怨，我们出现的消极情绪都是因为别人怎么对待我们，接着我们就可以理所当然地说："没办法，我就是感觉非常不好，如果没有这些事情，我不会觉得这么糟糕！"那么现在，你可以试着回想一下，最近一次让你心情不好的是什么事情？你为什么会感到难过？这里面是不是有你的想法在作怪？你感觉到的消极情绪是否是产生在你的想法之后的？大多数人在经过仔细思考后，得出的答案一定是"是的"。

我们来看下面的例子，会帮助你更加清楚情绪是怎么来的。假设你打电话给自己的同事，提醒他马上要参加一个会议，但是他没有接你的电话。再假设下列几种不同的想法出现在你脑海里：他是不是出事了，这么重要的事情他不可能忘记；我们说好的要一起参加这个会议，他现在却消失了；他有可能是临时有事，或许他已经跟领导请过假了。这几种想法在你脑海中浮现的时候，你的情绪是不是完全不同？你会依次体会焦虑、愤怒和放松的感受。没有痛苦的人，只有痛苦的想法，也就是说情绪都是由想法导致的，思维方式影响着你的感受，决定了你身上会产生怎样的情绪。

美国心理学家亚伦·贝克发明的认知疗法就是基于这个观点对抑郁症患者进行治疗的。认知疗法认为抑郁症患者的不合理思维让他们看任何事情都是消极的，就像带着一副"黑色眼镜"来看待世界，似乎整个世界都被笼罩在阴影之下，但是事实也许并没有那么糟糕，抑郁症患者似乎非常擅长打击自己的积极情绪，但对消极情绪非常"宽容"，就算他们非常想摆脱它。消极思维也是造成他们痛苦的原因。再举个例子，两个人同时失业，其中一人认为工作是生活的全部，只有在工作当中才能找到乐趣，体现自身的价值，认为失业了自己就完全失败了，自己是个没有价值的人，心理上无法接受，因此陷入抑郁情绪中；而另外一个人认为，工作虽然重要，但工作中取得的成绩并不是快乐的唯一源泉，有和睦的家庭，有悠闲的时光也是幸福的事情，失去了一份工作并不代表自己能力不够，还可以去尝试新的领域，他认为失业给了自己更多的选择机会，心情没有受到丝毫影响。可见，这两种思维模式给人带来的影响是截然不同的。认知疗法就是要帮助患者区分和找出那些不良的思维方式，了解这些负面思维怎样影响人的情绪，同时矫正那些困扰患者的消极想法，让患者学会用积极的方法面对生活中出现的问题，从而摆脱疾病的困扰。

认知疗法的效果通常持续时间较短，但很多研究显示认知治疗对于抑郁症是非常有效的，认知疗法帮助了约50%的接受这种治疗的患者。认知疗法给患者带来的好处是一旦改变原来的消极思维模式，学习到新的积极的思考方式，就可以把它运用到生活当中，以对抗不良情绪。

抑郁症患者常常有哪些不合理思维呢？

（1）不合理比较　抑郁的时候，人们总是更倾向于与别人做消极比较，更多地注意那些比自己强的人，把自己的缺点放大、优点缩小，歪曲本来面目，但是几乎从不和比自己差的人比较或者把关注点放在别人拥有而自己没有的事情上，觉得自己和他人的生活相比简直就是天壤之别，因而陷入痛苦不堪的境地。

（2）过分概括　因为一段偶然的不愉快经历，认为在其他事情上自己也会遭受失败，即通过某一次经历概括出整个生活的特点。如朋友忘记了与你一起参加活动，你可能会想："看吧，人们总是这样对我，以后也没有人愿意跟我一起参加活动了。"买东西上当受骗了，你可能会想"我总是遇到这样的事情，我以后还是不要自己出来买东西了，否则一定会遭受更严重的损失。"如果是找工作遭到拒绝，又会有这样的想法冒出来——我将来注定要一事无成了，我永远不会成功。这种思维方式会让人陷入无休止的自我怀疑中，一次又一次失望、挫败。

（3）二分逻辑　抑郁症患者常有一种"非黑即白"的思维逻辑，把任何事情都看得泾渭分明，没有中间的"过渡地带"。典型的二分逻辑思维就是"如果我没有成功，那么我就是一个完全的失败者""如果你不赞同我，就是在反对我"。

（4）贬低优势　认为自己或别人做的事情都是微不足道的，常常轻视自己的努力，或者对美好的事物视而不见，缺少一双发现美的眼睛。如"这些是他应该做的，别人对我好是理所当然的""做出这些成绩没什么了不起，任何人都能做到"。

（5）过分懊恼　常常为了自己曾经犯下的微小错误而烦恼，并纠结其中，比如有时会想："我不应该说那些话""我那么做，别人一定不会对我有好印象了。"但是，每个人都曾经犯过错，就算犯了错误事情也许并没有你想的糟糕，亦或许别人根本就没有在意你曾经说过的所谓的"错话"或你出过的"洋相"。

（6）悲观预测未来　虽然在正常的情况下，我们也需要做出一些对未来的评估，需要预测将要面对的困难、阻碍甚至威胁，但抑郁症患者习惯于把未来的事情想得非常糟糕，觉得前方充满了危险。快要考试时，会认为自己一定不会及格；我工作面试时，会觉得自己没有希望得到想要的职位；在面对自己的抑郁症时，会认为自己已经没救了，病入膏肓了。

（7）"应该和必须"的想法　不关注实际情况，把过高的要求强加到自己身上。有些患者通常会想"我应该做好，如果不能，我就是个没用的人""我必须要取得成就"。一旦做不到，就容易引发内疚、自责的想法，进一步陷入抑郁情绪。

（8）**大祸临头** 认为即将发生的事情会非常可怕，或者如果事情没有按照自己的想法发展就认为已经无法挽回，将会大难临头。如有些患者常认为"如果我失败了，那么我的人生就毫无希望了""如果这件事情没做好，那就全完了"。

（9）**情绪推理** 太过强烈的情绪会促使人从某一种单一的角度思考问题，抑郁症患者有时就会犯这样的错误，即用情绪来推导现实的结论，因为抑郁症患者大多数处于消极的情绪状态，得出的结论都是与自己的失败有关的。比如患者感到抑郁时，就会想"我成天情绪不好，这样的状态会影响我的家庭，因此我的婚姻是失败的"。如果因为一件小事受到责怪，患者又有可能会想"我感觉到非常羞耻，因为我总是给别人带来麻烦"。

（10）**主观臆断** 抑郁症患者似乎有一种"读心术"的能力，仅凭自己的直觉就能够知道"别人瞧不起自己""在别人心里自己就是个失败者。"如上述小雪的例子，认为自己对于别人来说就是一个沉重的包袱，是被抛弃和厌恶的对象。

（11）**责任个人化** 无论发生什么不好的事情，都认为是自己的过错，承担不必要的责任。没有意识到事情的失败不是一个人决定的，其中也许还有别人或者客观的因素。

对于抑郁症患者而言，扭转思维模式是使情绪好转的关键。那么在平常生活中，怎样做才能改变负面思维、对抗消极情绪呢？

（1）换个角度看问题　有这样两个小故事，老和尚问小和尚："如果你前进一步是死，后退一步则亡，你该怎么办？"小和尚想了想说："我往旁边去。"一位牧羊人，赶着羊群回家的路上，一只羊掉进了路边的枯井里，枯井很深，牧羊人没有办法把羊救出来，牧羊人离开了，那只羊孤单地留在井里，每天有很多路过的人往井里扔垃圾，羊想："自己真是悲惨，也许自己注定要饿死在井里了，还要被埋在又脏又臭的垃圾堆里。"但是有一天，羊突然意识到，自己可以从垃圾里寻找残羹填饱肚子，并且踩在别人扔下来的垃圾上，扔下来的垃圾越多，羊站得就越高，越来越接近出口，最终羊不但没有饿死，还爬出了枯井。这两个故事告诉我们，换个角度思考，也许会看见一个全新的世界。

上面案例中的小雪曾提到有一次自己周末想回家看望父母，但是丈夫却因为公司有事不能陪她回家，小雪为此跟丈夫大吵了一架，认为丈夫已经不在乎自己了，宁愿在公司加班，都不愿意陪自己回家。在吵架的过程中，丈夫的言辞也比较激烈，这让她觉得非常受伤。小雪来到咨询室时，咨询师为小雪列出了以下问题清单，让她分析这些问题。在实际生活中，抑郁症患者也可以尝试用这样的方法帮自己理清思路，看待问题。

★引发你负面情绪的事情：丈夫要在公司加班，不能够陪自己回家。

★当时你的想法是什么：丈夫宁愿在公司加班，都不愿意陪自己回家，说明他已经不在乎我了，心里没有这个家了。

★你的情绪状态以及身体反应：非常伤心、生气，感觉到头很疼，胸口很闷，肺部有一种"气炸了"的感觉。

★你的行为反应：质疑丈夫是不是不爱自己了，忍不住要与丈夫吵起来。

★站在丈夫的角度列出他不能陪你回家的原因：或许公司的事情非常重要，丈夫走不开；公司的事情确实令他着急；丈夫生气的时候说一些伤人的话，但是我生气的时候也会这样。

★此时你的想法：我们两个争吵是因为都没有认真考虑对方的需求，并不是因为丈夫不在乎我了。事情也没有我想象的那么严重。

★此时你的情绪怎样：平静了很多，我觉得我应该找丈夫好好聊一聊。

（2）自我提问　小雪跟咨询师聊到，有一天她邀请几个新同事到家里来做客，并且打算做一桌饭菜好好招待大家，小雪前一天晚上跟丈夫说好了，要求丈夫早一点回家帮着她一同做饭，但是丈夫临时有事耽误了，等丈夫回到家，小雪已经把大部分菜做好了。小雪说，自己的厨艺不如丈夫，那天在准备饭菜的过程中还不小心烧糊了一道菜，同事们见状都进来帮忙。小雪一直对这件事耿耿于怀，一方面认为丈夫明明知道同事要到家里做客，为什么不提前一点下班，让自己在同事面前出了丑，现在同事对她和丈夫也没有什么好印象了。另一方面，她觉得自己烧糊的那道菜毁掉了整晚与同事们聚会的气氛，也让大家感到非常不愉快，为此她感觉到非常不安和内疚。

咨询师让小雪思考下面的问题。

事情是不是真的像你想的那么糟糕？你是否真的毁了整个聚会的气氛？

你有什么证据证明同事对你和丈夫的印象都非常不好了呢？

就算当晚烧糊了一道菜那又怎样呢？

如果当时同事们真的不开心了，你能够做些什么来弥补呢？

丈夫回家晚是否真的是因为临时有事，你是不是误会他了？

小雪意识到："其实同事们并没有因此感到不愉快，相反小雪回忆起，同事们到厨房里帮忙做饭时还有说有笑，说不定这会是一段有趣的回忆。丈夫平时工作也比较忙，经常在外面应酬，那天可能确实是临时有事，他能赶回来跟我一起招待同事们已经做得很好了，我不应该对他这么不满。"

当我们像小雪一样碰上思维的陷阱时，不妨尝试一下自我提问的方法，这对于转变不良思维有所帮助。可以通过以下的问题进行反思：当你对未来的事情过分担忧，想一想是不是过分夸大了事情的严重性？事情是不是真的如想象的那么糟糕？情况最坏时会怎么样呢？

如果你陷入了"二分逻辑"的思维怪圈，反问自己这件事情是否还有别的可能性？能不能不用极端的思维来看待这件事、这个人？

当面临事情的失败，感觉到内疚自责，试着去分析这件事情的失败，是由自己一个人导致的吗？是不是还有别人或客观的原因？或者你因为事情的不顺开始不停地埋怨，想一想除了别人以外，自己是不是也有一定的责任？此时该做些什么不让事情变得那么糟糕？

如果你做出了一些令人骄傲的事情，想一想在这件事情里面，我有什么值得赞赏的地方？成功完成了这件事，对我来说意味着什么？证明了我有什么样的优点？

反问的方法能够让你快速认识到消极的思维模式，并为你提供一个全新的看待问题的角度，进而帮助你调整不良情绪。

（3）监控你的情绪

小雪这次来是刚刚与丈夫吵了一架过来的，来的时候，小雪脸上还挂着泪痕。小雪一走进咨询室就开始大哭起来，咨询师帮助小雪平复心情以后和她聊了刚才发生的事情。小雪说："我也不知道我是怎么了，我本来与丈夫商量好要添置一个沙发，于是我们今天去家具店了，订好沙发后，我跟他说我要来做心理咨询，让他开车送我过来，可是他却说他担心马上就要有人把沙发送到家里了，而且他送我过来再回家，这段路程太绕了，如果我自己打车还方便些，我听到这句话马上就生气了，不知怎么了就跟他吵起来了，他也不知道理解我……"

　　这一次，咨询师让小雪扮演自己的丈夫，思考一下丈夫心里会想什么。小雪说："丈夫可能会觉得我不可理喻，乱发脾气。"这时小雪逐渐意识到自己做的不妥当的地方。接着咨询师带着小雪进行了这样一个练习，即完成情绪信号卡：情绪信号卡可以自己来制作，卡片上有0～10分，每个分值都代表了一种情绪状态，0分是心情非常糟糕，10分是心情非常好。每当小雪遇到一些事情的时候，可以拿出一张情绪信号卡对自己当前的情绪状态打分，并且记录下让她情绪产生变化的事情，以及当时出现的一些负面思维，当小雪的情绪有所好转时，便写下一些对抗负面思维的积极想法。情绪信号卡的作用是帮助小雪快速认清情绪产生的原因，意识到负面情绪的出现。情绪信号卡还可以随身携带，每当遇到类似事情的时候，便可以拿出来及时矫正不合理思维。

### 情绪信号卡

| | | | |
|---|---|---|---|
| 目前情绪的分值（0~10分） | | | |
| 让情绪改变的事件 | | | |
| 出现的负面思维 | | | |
| 对抗负面思维的积极想法 | | | |

#### （4）打破思维条框

这一次小雪走进咨询室的时候似乎精神了一些，但仍然有两个小小的问题在困扰着她。3天前，好久不联系的大学同学打来电话，该同学得知小雪在一家私立学校教书，想托关系让自己的孩子进入这所学校，这令小雪非常为难。第一，大学同学的孩子成绩非常不好，达不到进入小雪所在学校的要求；第二，小雪在学校没有关系非常好的领导，这件事情让她找不到门路；第三，小雪平时性格就比较内向，清高，让她去跟别人说好话、托关系办事，对她来说实在非常困难。咨询师询问了小雪对于这件事情的态度，最令她困扰的就是："如果不帮同学这个忙，就辜负了她对我的信任，我就变成了一个很坏的人。"丈夫的处事态度与小雪不同，丈夫认为如果她真的帮不了同学的忙，可以拒绝，不要让自己这么为难。小雪听完丈夫的意见后，不满的情绪又出现了，觉得丈夫怎么变成了一个自私的人，忍不住说了丈夫几句。

　　抑郁症患者常常会有一些"应该、必须"的想法，比如"我是一个好妻子，我必须要为家庭做出牺牲""我是一名优秀的员工，我应该做出惊人的业绩""如果我没有帮助别人，我就是一个冷漠的人""你既然是我的丈夫，就应该理解我，站在我的立场考虑"等等。抑郁症患者常常有一些根深蒂固的思维条框，这些思维条框往往与患者的价值观有关，是患者通过一些生活经历逐渐形成的，并且已经成为他们思考、做事的原则，如认为自己非要做到某些事情，或者觉得别人的思维方式应该与自己相同，他们深信这种观念是不可以违背的，即使他们在遵循这些自己定下的规矩时十分艰辛也要坚持。当患者现实的处境和期待不一致时，这些思维条框就会跳出来，如同捏住患者的喉咙，让他们喘不过气来。要走出抑郁，我们不得不去花些时间挑战和改变这些让我们困扰的思维条框。心理咨询师提出一些问题，小雪是这样回答的。

　　★首先，最困扰你的想法是什么？如果我不帮助朋友，我就是一个冷漠的人。

　　★想法背后你的期望是什么？我希望我是一个热情善良的人，受到朋友们的赞扬和肯定。

　　★这个想法给你带来的好处是什么？我会容易获得朋友的信任，收获好人缘，别人也会觉得我是一个靠谱的人。

　　★这个想法给你带来的坏处是什么？我不是任何事情都帮得上忙，在我做不到的时候我会觉得非常累，也非常为难。

★达不到期望时怎么办？没有万能的人，朋友的困难并不是我都能帮上的。在我有能力的时候我可以尽量去帮忙，但是在我能力范围外的，我也可以跟朋友说清楚，这样不会让自己太为难。

★另一个困扰你的想法是什么？丈夫应该了解我的想法，站在我的立场。

★想法背后你的期望是什么？哪怕我不说话，我的丈夫都应该理解我、安慰我，跟我站在同一战线。

★这个想法给你带来的好处是什么？让我跟亲密的人无话不谈，跟他们相处没有压力。

★这个想法给你带来的坏处是什么？就算是再亲近的人也不能完全了解对方的心思，这样容易让我跟丈夫之间造成误会。

★达不到期望时怎么办？或许我应该向丈夫说出我内心的想法、我的困扰和我的情绪，这样也能帮助他更好地理解我，避免误会发生。

要重新审视、评价和改变那些扎根于我们内心的思维条框并不是一件容易的事情，这意味着我们要以一种全新的态度和标准来衡量并指导自己的行为。如果在挑战思维条框的过程中遇到了困难，不妨像小雪一样，列出困扰你的想法，分析这个想法背后你的期望，并写下这个想法给你带来的利弊，这能够帮助你看清思维条框的不合理之处，让你重新思考在什么情况下必须摆脱它们的限制，寻找更合适的解决问题的方法。

### （5）制定目标，调整生活

到了咨询后期，小雪的情绪状态已经有了明显的改善，她能够比较及时地察觉和监控自己的情绪，并掌握了一些矫正自己负面思维的方法。小雪走进咨询室时，步履轻盈了很多，脸上也有了一丝温暖的微笑，小雪说她和丈夫的关系也渐渐缓和了，她对于自己的家庭和未来的生活开始有了信心。这一次，为了巩固小雪的状态，帮助她更好地面对未来的生活，咨询师又让小雪做了这样一个练习，即依次列出她的生活目标，排在最前的目标是她目前最容易做到也最想做到的，越往后的目标实现的难度就越大。另外咨询师还要求小雪写下实现目标的具体计划。下面是小雪的生活计划表，抑郁症患者在平常的生活中也可以用到。

| 目标序号 | 生活目标 | 具体计划 | 完成奖励 |
| --- | --- | --- | --- |
| 1 | 每天晚饭后与丈夫散步 | 每天晚上7点与丈夫出门到附近的公园散步约1小时 | 周末看一场想看的电影 |
| 2 | 每周参加一次羽毛球学习班 | 请好朋友给自己介绍好的羽毛球教练，跟教练确认每周练习的时间 | 在家里买一台跑步机 |
| 3 | 争取每两周学做一道新菜式 | 去书店购买一些菜谱书，周末邀请好朋友到家里向好朋友请教做菜的方法 | 每周把自己学会的菜品做给家人吃 |

| 目标序号 | 生活目标 | 具体计划 | 完成奖励 |
|---|---|---|---|
| 4 | 到国外旅游 | 约好丈夫或父母<br>确定时间<br>计划路线、机票、酒店等等 | 在旅游过程中买自己喜欢的东西 |
| 5 | 发展新的兴趣爱好，比如拉小提琴 | 找一个小提琴班<br>安排合适的时间 | 为自己买一把小提琴 |

　　从前的抑郁状态使你困在寒冷的冰窖，当你学会察觉和管理自己的不良情绪，学会用积极的思维来面对生活，此时你的抑郁症状基本缓解，你已经有一部分精力来规划你的新生活了，就像冰窖的大门开始融化，等待着你的是即将照射到你身上的阳光，你可以做好准备去迎接生命的复苏。不妨试一试这个办法，详细列出你的生活计划并按照计划实施，为你的生活注入一点新鲜的血液，让心情在日常生活中的小事里得到适当调整。

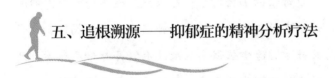

## 五、追根溯源——抑郁症的精神分析疗法

　　这一天丹丹与平常有些不太一样，虽然醒来的时候依然是凌晨4点，快两年的时间，丹丹总是在这个时间醒来，醒来之后的第一件事就是想到结束自己的生命，丹丹没有自杀，她知道自己患上了抑郁

症，但是这样的状态让丹丹感觉到无力挣脱，在纠结了很久之后，丹丹终于鼓起勇气打通了心理咨询室的电话。

丹丹今年30出头，微微圆润的脸上带着掩饰不住的疲惫。她在一家律师事务所工作，有不错的收入，外人实在无法把她跟抑郁症联系到一起。丹丹开口说的第一句话就是："我知道我有抑郁症，但是我真的不知道该怎么办！"咨询师安抚了丹丹的情绪，让她放心，表示愿意陪伴丹丹度过这段艰难的日子。

咨询师开始跟丹丹聊起来，从丹丹口中得知，丹丹从小到大的生活并没有那么如意，6岁的时候，母亲不幸因为胃癌去世了，在她的记忆里，母亲就是她的全部，因为父亲喜欢在外面赌博，只要输了钱就回家责骂丹丹和她的妈妈，每次被父亲打骂，总是有母亲在一旁护着她，父亲彻夜在外赌博的时候，也只有母亲陪伴她玩耍、睡觉，母亲对于她来说就是一个温暖的避风港，所以母亲的去世对于丹丹来说无疑是一个天大的打击。母亲离开以后，父亲为丹丹找了一个新妈妈，新妈妈对丹丹常常冷嘲热讽，从来没有给丹丹好脸色看，所以丹丹下定决心要离开这个家。于是丹丹非常努力地学习，考上了一所不错的大学，通过自己的努力成为一名律师。丹丹恋爱了，这段恋爱让她感觉到非常幸福，丹丹形容："在这段经历出现以前，我从来不相信我的生活里可以有如此温暖的时光。"但由于男方家里的反对，丹丹最终还是没和男友走到一起。失恋后的丹丹，生活如同遭遇了塌方一样，觉得整个世界瞬间崩塌，连最后一丝生活的希望都没有了，朋友曾经劝过她，说她取得今天的成就已经非常好了，但这一切成就在丹丹眼里都不算什么，丹丹说："我是一个非常失败的人，不配过上好的生活，我不相信我会过得很好，现在取得的一切成绩很快就会消失，我将再一次跌入悲惨的生活里。"

丹丹在咨询中还提到了自己在上大学时反复做的梦，梦里母亲站在远处，丹丹看见母亲便会飞奔过去，这时母亲总是会张开双臂迎接她，丹丹跑过去和母亲拥抱在一起，母亲欲言又止，每当这个时候丹丹总是会呼唤妈妈，在呼喊声中惊醒过来。丹丹不停地问咨询师："为什么我会反复做同一个梦？为什么别人就没事而我会患上抑郁症？"

咨询师认为，分手的打击是丹丹抑郁症的导火索，但她坎坷的童年经历如同一把心口上的刀，不停刺痛着她心灵的深处，童年的创伤才是造成丹丹抑郁症的根本原因。父亲的冷漠和继母的冷眼相对也像冰冷的洪水一样冲击着她的生命，丹丹的坚强让她表面上看起来像一棵挺拔的大树，但大树的根已经被洪水浸泡得体无完肤。6岁的时候失去了陪伴她的最重要的人，深刻地体验到了丧失感，虽然母亲已经去世很多年了，但是丹丹在情感上并没有完成与母亲的分离。于是咨询师决定用精神分析疗法对丹丹进行治疗。咨询师与丹丹一同分析了这个梦境，也借着这个梦帮助丹丹完成了与母亲的情感分离，下面是咨询师与丹丹的一段对话。

咨询师："我能够体会你做这个梦时的痛苦，梦到去世的亲人是非常正常的现象，反复出现这个梦说明你对母亲深深的思念。虽然你的母亲已经去世很多年了，但由于母亲一直以来是你的精神支柱，你在感情上并没有接受母亲离去的事实，也没有完成与母亲的分离。"

丹丹："分离？"

咨询师："是的，无论在你的潜意识还是意识里，你都需要慢慢接受这个事实。感情上的分离能够帮助你摆脱母亲去世给你带来的伤痛，让你走出过去的阴影迎接和面对新的生活。"

丹丹："那我应该怎么做呢？"

咨询师："如果你愿意走出母亲去世的伤痛并且相信我，那么请让我来帮助你完成与母亲的情感分离。"

丹丹："请您帮帮我！"

咨询师让丹丹到治疗椅上躺下："现在请你闭上眼睛，深呼吸，在呼吸中慢慢放松下来，你的头、颈部、肩膀、手臂都随着你每一块肌肉、每一个细胞保持最放松的状态。慢慢地，你的脑海里浮现出来一条长长的小路，小路两边是美丽的鲜花和茂盛的大树，徐徐凉风轻拂你的头发，温暖的阳光照在你脸颊，在这条小路上，每走一步，你就放松一点，这时，你看见母亲从远处的阳光中走来，离你越来越近，现在母亲就在你的面前，微笑地看着你，你想跟她说些什么？"

丹丹："妈妈我好想你，你让我一个人面对父亲和继母，我该怎么办？妈妈你是不是也放心不下我？你是回来看我的吗？"

咨询师："是的，我来看看你过得好不好，也来跟你告别。你有什么想说的话，跟妈妈说吧。"

丹丹："我只想告诉你，我特别想你，我希望你能在我身边，父亲和继母对我都很不好，我觉得好委屈。"

咨询师："妈妈知道你的委屈，也看到你真的非常辛苦。"

丹丹的眼角滑过了一道泪痕。

咨询师："妈妈知道，我的离去对你来说是一个非常大的打击，妈妈也很内疚没有陪伴你经历丰富的人生历程。"

丹丹抽搐着说："妈妈，我就是很想你，你看到了吗？我靠自己的力量念完了大学，现在已经有很好的成就了。"

咨询师："妈妈已经看了你今天取得的成绩，也看到了你一路走来的艰辛，我非常欣慰和骄傲。"

丹丹："妈妈，我又见到你了，我好开心，你放心，我会一直坚强走下去。"

咨询师："看到你这样，妈妈也可以放心了，好好照顾自己，现在我要走了……"

这时丹丹没再说什么，脸上的表情也平静了许多，只是在嘴里默念着："妈妈，妈妈……"

咨询师："现在你依然在这条小路上，依旧是有温暖的阳光，微风拂过，带来鲜花的清香、青草的气息，你缓缓转过身来，深呼吸，一步一步向原来的方走去……"

丹丹在几次深呼吸后，慢慢睁开眼睛，脸上有一丝浅浅的微笑，沉默了一会儿，说："我现在好像有一种如释重负的感觉。"

我们再来看另一个例子。

笔者曾经在豆瓣网上看过一篇引起很大反响的文章，文章中提到的观点十分独特。想必80后、90后大多数都看过哈利波特系列，让人印象非常深刻的就是《阿兹卡班的囚徒》里的摄魂怪，每当那群披着漆黑斗篷、永远看不清面孔的庞然大物一出现，都会让哈利感受到刺骨到无法抵挡的寒冷，书中的卢平教授这样描述摄魂怪：只要这群怪物出现，空气中的和平、希望和快乐都被吸干了。没错，摄魂怪给人的感觉就像抑郁症，每当它袭来，似乎都会把人推向无尽黑暗的深渊。我们不妨回顾一下哈利的童年生活经历，出生没多久，父母去世，哈利被送到姨妈家抚养，姨妈让他住进了家中的小阁楼，在那个最应该由家人陪伴和照顾的年纪，在那段最需要被理解和关爱的阶段，哈利却饱受了姨妈和姨夫的冷漠对待和比他强壮许多的表哥的欺侮，姨妈、姨夫对表哥达利的溺爱和对哈利的无条件打压、苛责形成了非常鲜明的对比。卢平教授要求哈利选择一段快乐的回忆来战胜摄魂怪，哈利选择的是逃离姨妈家的一段回忆。哈利召唤出来对抗摄魂怪的守护神也是父母曾经的守护神。另外，哈利对于父亲的认识是一个逐渐发展的过程，从对父亲崇拜、把父亲当成精神榜样到在冥想盆里看到父亲曾经欺负斯内普教授的画面，好与坏的父亲形象让哈利产生了非常大的内心冲突，这也对他造成了或多或少的伤害。虽然哈利总体上来说是一个富有爱心、勇敢、有责任感的男孩，但童年生活的压抑和创伤也造成了他性格上的小缺陷，比如他的敏感脆弱、自卑不安、小小的叛逆和鲁莽，幸运的是，哈利在不断尝试召唤守护神对抗摄魂怪的过程中，与父母有关的场景一次一次回放，弥补了对父母的遗憾，完成了对父母的情感宣泄，最终获得了内心的力量而战胜了摄魂怪。

精神分析疗法是由奥地利心理学家西格蒙德·弗洛伊德发展起来的，心理动力疗法认为一个人过去的经历，特别是童年的经历，内心潜在的愿望会对现在的想法、感情、性格以及行为方式产生深刻的影响。心理创伤会打破人们的价值感和自尊，就像丹丹，在父亲和继母的冷嘲热讽中长大，就算她通过自己的努力念完了大学，当上了律师，她依然觉得自己是失败的，甚至不配过上好的生活。

创伤也会影响我们建立亲密关系，小时候我们与父母的关系最为亲密，如果父母与我们之间有不正确的互动，比如我们需要照顾和陪伴的时候，父母却用冷漠的方式对待，或者责怪打骂我们，便会让我们感觉到无所适从、不安与焦虑，甚至不知道怎样去与父母建立亲密关系，从而影响人际交往。丹丹和母亲对话与哈利战胜摄魂怪的经历相似，精神分析疗法会一步一步发现你曾经遭受过的创伤以及这些创伤给你带来的内心冲突，要求你讲述童年的生活、描述自己的梦境，还会要求你分析自己的情感反应等等。也许在探究过去的过程中会让你感到紧张不安，甚至焦虑恐惧，但精神分析疗法会帮助你找到创伤与现在抑郁症的联系，让你逐渐领悟到抑郁症发生在自己身上的原因。精神分析疗法在寻找心灵伤口的过程中，患者也会重新领悟、理解和正视它们，从而改善患者的性格缺陷，更好地认知自己，与他人相处，建立更加稳定和谐的人际关系。另外，当患者用全新的角度去审视过去的经历，所有的痛苦都变得明晰，不再那么可怕，患者更容易忘记那些没有意义的悲伤，去体验更丰富的生活。

或许此时的你正在遭受抑郁症的折磨，或许你曾经有过一段黑暗和痛苦的日子，或许你不幸错失了童年应该得到的关怀与爱，但没有人一生中都不遭受苦难，成长就是不断挣扎的过程，一枚鸡蛋，从外打破是食物，从内打破是生命，你曾经经历的磨难和伤痛都会成为养料，帮助你成长。既然对过去有埋怨有遗憾，那就别让现在和将来留下遗憾。童年不幸，遭受了创伤，也让你变成了一个容易感动、珍惜生活的人，让你拥有一颗柔软的心，而那些苦难终将变成生命对你的祝福。

## 六、还有什么可以使我开心起来——抑郁症的其他心理治疗

### 1. 和谐人际助力快乐人生——抑郁症的人际心理治疗

回想一下那些让你觉得幸福的时刻，是品尝一道佳肴，是收到一束鲜花，还是伴着掌声站上领奖台？再回想一下那些令你伤心的瞬间，是丢失了心爱的物品，是无端受到指责，还是所有付出的努力都变成了一场空？幸福的时刻，是否有人乐意与你分享？如果是，你的幸福会不会更甜蜜一些？伤心的事，是否有人愿意与你分担？如果有，你的伤痛是不是会减轻一点？人际关系就是这样在不知不觉中影响着我们的心境。有些时候，看似简单的问题，却是不良的人际关系所导致的。一个其

貌不扬的少女，很有可能会因为同学评论、耻笑她的外貌而自卑抑郁。一名因为压力过大而无法工作的男人，很有可能因为身边缺乏可以信赖的倾诉对象让他更加容易被压力击垮。一位不求上进的青年，也许会因为家人或朋友总是说他没有能力，指责他的缺点而更加落后。

基于这个观点，19世纪70年代，精神病专家杰拉尔德·克莱曼发展了人际治疗的方法。人际治疗认为抑郁症是由于不和谐的人际关系和社会功能减退引起的，抑郁症患者最常出现的人际问题有：①不合适的悲伤；②人际冲突，如与朋友关系疏远、与伴侣关系破裂等；③不适应人际关系中的角色变化，这种变化包含生活中的任何变化，如结婚或离婚、失业或升职等；④缺乏能够理解或支持自己的亲密的人。人际治疗就是通过改善或解决抑郁症患者的人际交往障碍来达到治疗抑郁症的目的。研究发现，人际治疗对一半接受这种治疗方法的患者有积极的作用。

在人际治疗过程中，咨询师会帮助患者理清人际关系中的不满与期待，分析患者与他人交往的性质，改善与他人沟通的技巧，并让患者学习一些人际交往的技巧，以建立正常的人际关系，处理生活中的问题。

### 2. 顺其自然，为所当为——抑郁症的森田疗法

森田疗法是由日本精神科医生森田正马在20世纪20年代创造的，最初是用于治疗神经症。关于森田正马创

造这种疗法还有一个小故事，森田在上大学的时候患有严重的惊恐发作，同时还被神经衰弱和脚气病困扰。有两个月，父母忘记给森田生活费，森田误认为是父母不愿给，一气之下便给自己停药，还拼命地学习，最后取得了非常好的成绩，令人惊喜的是他的神经衰弱和脚气病也好了。森田疗法的核心思想就是"顺其自然，为所当为"。当我们不对抗症状的时候，症状就会自己消失，如在公众面前演讲，我们会紧张、心跳、脸红，担心自己出错，大部分人都会有这样的情况，如果能自然地接受这一点，不去强求改变，就不会使烦恼扩大，演变成疾病。当你极力否定出现的痛苦和恐惧，想方设法战胜它、克服它，这会让你承受更大的压力，心理冲突也会越来越明显，最终将你套入它的牢笼。森田疗法还有一个非常重要的方法就是让患者深入地感受内心的体验，无论是焦虑不安的还是痛苦不堪的，然后带着这些情绪积极地参加各种活动。森田疗法认为，紧张、焦虑、不安会让你变得更加敏锐，进而更容易注意到自己内心的冲突，这两者形成恶性循环。当这种恶性循环出现时，人能做的要么是顺应内心的感觉，不与之抗衡，要么是忍受住这些冲突给带来的痛苦，去做当前应该做的事情，这就是森田疗法提出的"忍其所痛，为所当为"。森田疗法还认为，当人们忍受住痛苦，专注完成目前所要完成的事情，就能克服最痛苦的体验，转为平静，疾病也就在这个过程中被治愈。

下面我们来看看如何把森田疗法运用到日常生活中。对于抑郁症患者而言，首先是要接受自己的疾病，俗话说"生老病死"，这是自然现象。很多抑郁症患者认为患抑郁症是由于自己软弱无能，所以想方设法去克服它，也有一些患者肩负着工作和家庭的责任，害怕抑郁症影响工作，给家人带来伤害，于是不愿意接受自己已经患上抑郁症的事实，或者更加迫切地想击垮抑郁症。但抑郁症如同一个倔强的孩子，它会在你身后不停地哭闹，你总要转过身去面对他、安抚他，问问他为什么哭闹，最后才能让他安静下来。如果患者能坦然面对自己患病的事实，那么治疗才会变得更加直接、更加容易。

在抑郁症最严重的时候，患者似乎是在漫长的冬季，刺骨的寒风吹走你的信心，生活里任何一点小事都有可能招来一场雪崩。很多抑郁症患者在这个时期偏偏变得非常要强，不甘于自己这种意志消沉的状态，硬着头皮回到工作岗位，担负起照顾家庭的责任。但是当你不幸掉进沼泽，越是挣扎就会陷得越深。按照森田疗法的观点，在抑郁症非常严重的时期，对患者而言最重要的工作就是保证充足的休息时间，也要坚持进行药物治疗。

当你走过那个漫长的冬天，抑郁情绪不再像厚重而冰冷的大雪把你覆盖，迎接你的可能是生活的希望。森田疗法的观点，在这个时期，"生的欲望"逐渐成长起来，可以根据自己的身体状态，跟着感觉开始参加一些活动，到公园漫步、呼吸新鲜空气，约上三五好友品茶聊天，或者买一束鲜花带回家中修剪枝叶，如果你觉得精力足够，可以翻上两页诗集，可以戴上耳机让自己沉浸在乐曲中。总之，可以开始用活动调节自己的生活，但需要注意活动与休息的平衡。

当一只脚跨过了寒冬，症状恢复得差不多的时候，可以渐渐培养有规律的生活习惯，所谓森田疗法提出的"外相齐备，内相自熟"，也可以从你以前经常做的事情入手，逐渐增加活动量，但不要急着承担过于繁重的工作或家务劳动，也不要着急去规划："等我的病好了，我要尽快赶上落下的工作进度，我要做些什么来弥补给家人带来的麻烦。"也不要做超过目前精力的事情，只需要把注意力放在现阶段的状态上，不要增加对未来的担忧，这样做会带来更多的压力。

### 3. 全家一起来——抑郁症的家庭疗法

家庭疗法会让家人参与到患者治疗过程中来，如学习关于疾病的知识，包括疾病症状、复发的可能性及征兆以及如何陪伴患者走过黑暗的日子，了解能够帮患者做些什么，成为患病家庭成员坚实的后盾。另外，家庭疗法也会让患者认识到家庭成员之间有哪些不良的互动模式，认识到这些不良的互动模式对患者情绪的影响，并改善这种模式。

研究发现，药物治疗、心理治疗联合家庭治疗的方式对于预防抑郁症的复发有良好的效果。

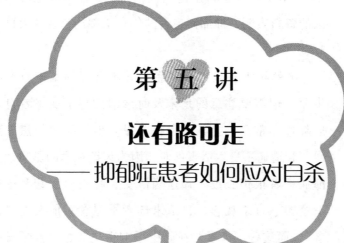

# 第五讲

## 还有路可走

### ——抑郁症患者如何应对自杀

抑郁症

抑郁症被称为21世纪的心灵杀手，即强调抑郁症对人类生命的危害性。抑郁症是常见的与自杀关系最为密切的精神疾病，绝大多数自杀的患者在自杀前有抑郁症状存在，其中约60%的患者诊断为抑郁症。近年来国外的随访研究发现，35%~40%的重度抑郁症患者会在5～10年里因为各种原因死亡，自杀占其中的30%~40%；终生自杀危险性估计为5%~26%之间。美国的资料表明，抑郁症患者的年自杀率约是普通人群的8倍。

虽然绝大多数抑郁症患者并不会轻易结束自己的生命，但需要注意的是未及时诊治的抑郁症患者自杀危险性非常高，尤其是存在共患其他疾病（如焦虑障碍）和遭遇不良生活事件时。因为传统观念的影响，抑郁症患者很担心被人知道病情受到歧视，尤其有过自杀企图、自杀观念、自杀未遂者不愿意对他人说"往事"，而这些"往事"在心中压抑得越久，一旦爆发更致命。

## 一、谁对生命的危害更大——各型抑郁症的特点及自杀风险

不同亚型抑郁症的自杀风险有所不同。不同国家的15项研究结果显示，男性重度抑郁症的自杀死亡率是女

性的2倍。目前尚无充分资料证明终生自杀死亡危险在单相、双相抑郁症患者或内源性与非内源性抑郁症患者之间有差异。各型抑郁症的特点及自杀危险性如下。

### 1. 单相抑郁症

抑郁症的核心症状是动力缺乏，情绪低落，伴兴趣的索然和对前途的悲观绝望。不同年龄和性别的患者抑郁症状不一样。老年抑郁症患者常表现为烦躁不安、坐卧不宁和较多的躯体症状，并且因为服用其他药物而掩盖精神症状，使其抑郁症较难及时诊断。而在中年男性，抑郁有时会表现为易激惹，人际关系疏远，对批评敏感以及易怒，爱发脾气。青少年抑郁症患者则表现为逃夜，读书成绩下降以及注意力不集中，有时常被误认为懒惰和品行不端。抑郁症患者出现悲观绝望、注意力集中困难、焦虑、惊恐、酒滥用、自杀观念以及与自杀内容有关的幻觉，是短期内发生自杀和企图自杀的预测指征。

### 2. 内源性抑郁症

这类患者常伴有明显的自罪自责，感到生活没有意义和无能，同时脑中反复出现自杀的想法和死亡的事情。其自杀的危险性大多发生在抑郁症状开始缓解和精神抑郁减轻之初。对某些患者而言，面对现实非常痛苦，自杀才是唯一出路。

### 3. 男性抑郁症

对男性来说，即使有严重的抑郁症状，他们也不愿主动寻求专业医生的帮助，有的人虽然去看医生，但仍不会主动叙述其抑郁，因此往往未被识别而不能及时得到治疗。这可能与社会对男性角色的期望有关。男性患者抑郁症的发生大多与职业和工作环境有关，如果面临下岗、失业，将意味着"失落"——不仅仅是工作的丢失和经济收入的减少，而且包括日常生活规律改变、同事和朋友关系改变等失落。男性对社会地位的失落有时比女性更难以承受和面对，因为女性更多地关注和倾心于家庭、子女和朋友。

一般而言，男性抑郁症患者的症状与女性有所不同，他们更多地表现为工作能力下降、家庭生活乐趣减少，有时会付出双倍努力但无成效，因此会表现出烦躁不安、易激惹、心绪不宁和注意力集中困难，通过饮酒来自我减轻，结果更增加了攻击、暴力和自杀的危险性。抑郁症未及时诊治，越来越严重，最终自杀似乎是唯一的出路，因为患者那时候很难相信任何一个人，也不愿意接受医疗帮助。鉴于此，我们更应该注意男性的抑郁问题，即使未完全达到重症抑郁发作的诊断标准也应该考虑抗抑郁治疗，因为男性患者很少会主动求医。

### 4. 隐匿性抑郁症

在自杀患者中，抑郁症以隐匿症状出现者不多见。

隐匿性抑郁症患者常很难用言语来表达自己的心理问题和描述自己的生活境遇，身体症状是其沟通、表达的一种方式，表明某事是错的，是患者感到难以忍受的生活境遇的一种反应。因为无论在西方还是在东方国家中都存在对精神障碍的偏见，患躯体疾病比患心理疾病更容易被人接受。在隐匿性抑郁症的自杀患者中，症状大多以关节、肌肉和身体其他部位的疼痛或酸痛不适为主，也可表现为乏力、慢性疲劳、头晕目眩、四肢沉重、头胀。这些患者常去内科就诊，如果给予较系统的询问检查，患者往往会暴露出有严重的家庭或工作应激以及强烈的自杀观念。

### 5. 心境恶劣

心境恶劣的病程较长，患者的抑郁症状时轻时重，但在严重程度上较重度抑郁发作为轻。许多心境恶劣患者起病于童年期，心理发育受到抑制，常会当成生性如此，表现出闷闷不乐和自卑。心境恶劣患者的自杀危险性较低，但在双重抑郁，即心境恶劣基础上合并重度抑郁发作的患者中自杀并不少见。

### 6. 双相障碍和躁狂

单相情感障碍（重度抑郁发作）与双相情感障碍患者的终生自杀危险性不完全一样，前者为15%，后者为20%。躁狂发作期自杀者相对罕见。轻躁狂和躁狂发作常在重度抑郁发作之后出现，因为这样，部分患者发生自杀的危险性相对较高。双相障碍男性和女性的自杀严重程度几乎是相同的，但男性更多地在疾病早期便会有自杀行为。但请不要忽视，处在情感障碍后期的患者往往也会发生严重的自杀企图和自杀行为。

## 二、原来是负性思维在作祟——抑郁症自杀者的心理特征

自杀是一个人以自己的意愿与手段结束自己的生命，它是一种生理、心理、家庭、社会关系及精神等各种因素混杂而产生的偏差社会行为，它也是一种沟通方式，有人借由它来传达情绪、控制他人、换取某种利益（精神上或实质上的），更有可能是为了逃避内心深处的罪恶感及无价值感。自杀行为的成因相当复杂，涉及生物、心理、文化及环境因素。研究显示，没有一个人是为了单纯一种理由去自杀的，而是多重因素混杂在一起，最后在一个引爆点上发作。

关于自杀者的心理特征尚存在争论。学者普遍认为不存在任何特殊的"自杀个性"。对抑郁症自杀未遂者和有自杀意念者的研究发现，自杀者在认知功能、情感、人际关系和应激方面存在一些共同的特征。

## 1. 僵化的认知功能

抑郁症自杀者存在比较明显的负性认知观念，主要表现为以下几个方面。

（1）绝对化　自杀者倾向于采取非此即彼和以偏概全的思维方式，以黑白、对错、好坏的简单二分方式来分析遇到的问题，看不到解决问题的多种途径，在挫折和困难面前不能对自己和周围环境做出客观的评价。

（2）固执、被动　在分析问题时，自杀者倾向于固执和被动，将自己遇到的问题归因于命运、运气和客观环境，相信问题带来的痛苦就像一盘无解的死棋，是不能忍受的，是无法解决的，是不可避免的。

（3）消极　倾向于从负面看问题，对人、对己、对社会均是如此。表现为对全社会特别是对周围人群抱有深刻的敌意，从思想上、感情上把自己与社会隔离开来。觉得自己没有前途，看不到个人和社会在将来可能发生的改变。这种心理可导致抑郁情绪，进而产生自杀念头。

（4）缺乏决断力　犹豫不决，没有主见，同时行为又具有冲动性。

（5）缺乏问题解决策略　面对困难时，要么缺乏解决问题的技巧，要么对自己解决问题的能力缺乏正确的估计，或者根本就不做任何估计，其结果是经常选择了不适当的解决问题的方式。

（6）缺乏韧性和耐性　缺乏耐心，不现实地期望在很短的时间内能获得成功。如果某一解决问题的方式没有取得直接即时的成功，很快就会将其抛弃，结果在解决问题方面很难取得真正的成功。更为重要的是，他们把自杀当作一种解决问题的手段，这一点与自杀意愿的强烈程度之间存在高度的相关性。

### 2. 极度痛苦的情感体验

（1）自杀者通常有许多慢性的痛苦，其情感的主要特征是焦虑、抑郁、愤怒、厌倦和内疚。对自己的这些负性情绪感到厌恶，很难接受。

（2）自杀者通常情绪不稳定，不成熟，表现出神经质倾向。

（3）倾向于采取各种方法伤害自己，冲动性地试图排除情感，如捶胸顿足、酗酒、暴饮暴食等。

### 3. 糟糕的人际关系

（1）社会交往有限，与周围直接的人际关系（家人、邻里、同事、朋友）常发生冲突，经常丧失已经建立的人际关系，同时害怕被别人拒绝。

（2）缺乏社会支持，特别是从中能够获得同情和有效支持的那一种。自杀者难以建立新的人际关系，新的社会环境使他们感到不适，导致社交性焦虑和逃避社交的行为。

**4. 应激性事件出现的频率较高，特别是负性应激事件**

生活对于许多自杀者来说无异于苦海，除了躯体疾病、经济困难等长期性事件外，日常生活中还有许多小的困扰使他们不得安宁。研究表明，自杀者在采取行动前的24小时内，小应激事件和人际关系损失的发生频率都非常高。

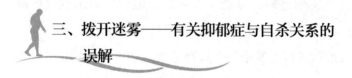

## 三、拨开迷雾——有关抑郁症与自杀关系的误解

※ 误解1：自杀者若不再抑郁就不会自杀。

真相：这是许多人都有的相当危险的错误观念，抑郁不再出现，经常伴随另一个自杀计划再出现与自杀决心的再确定。极度抑郁过后的3个月仍是危险期。许多人渡过沮丧期，心灵重获平静后，反而决定他们必须以自杀来真正解决自己的问题。要特别提高警觉，企图自杀者心情突然转好，而所处的环境与遭遇的问题或困扰并没有明显的改善，这种情况下自杀的危机还是相当高。

※ 误解2：有抑郁症的人一定会自杀。

真相：抑郁分数也是自杀的预测因素。国内外许多研究都指出抑郁症与自杀之间有高度的相关性，抑郁常可显著预测自杀行为的出现，因此抑郁的早期筛检与介入，常被用作有效预防自杀的方法。抑郁与自杀这二者并非是必然的关系，并不是抑郁者都会自杀，自杀的人也不都抑郁。重要的是，要关心个体如何觉察与辨识自己的抑郁情绪，并且学习用各种建设性、较正向的方法来调整压力与自己的抑郁情绪，而不要采用自杀方法来解除痛苦。

※ 误解3：情绪好转后自杀危机减少。

真相：一些情绪极度抑郁有自杀意念的人，有时情绪会突然好转，可能令人误以为他们的自杀危机已减低，许多人就在众人放松防范时，突然自杀，其行为令人难以理解。其中一个解释是当一个人面对生死难以抉择时可能会极为困扰，但当他一旦选择自杀，像已放下心头大石，情绪反而较为平静。曾想自杀的人情绪好转并不表示他想自杀的危机解除了，相反的，有可能表示他对想自杀和不想自杀之间的冲突因某些原因而消失，而让他决定了以自杀作为解决问题的最终方法。而且当死意甚为坚决时，他可能会尽量掩饰这决定。此时周围的人应更加小心分辨及了解。

※ 误解4.：人一旦企图自杀，他们在生命的剩余阶段都被视为自杀未遂者。

真相：大部分人都只花费一小段时间在想自杀这件事，一旦危机度过或者陷入自杀的原因消失，他们通常也就停止思考自杀。自杀一旦曾是一个人考虑过的选择，他在日后的生活中如果遇到其他挫折时，仍很有可能将自杀列为解决问题的手段之一。换句话说，在危机结束后，自杀可能仍是自杀者处理问题的方式。

※ 误解5：一个人一旦想要自杀，就一辈子都有会自杀的危险。

真相：自杀过的人，如果导致其自杀的危险因子没有降低，如：忧郁情绪、负向思考、压力等，则再度自杀的危险性仍较高。但当自杀未遂的人的导致自杀的成因有所改变，通常寻死的想法就会减少。

## 四、总会留下蛛丝马迹——识别自杀与自伤行为的线索

大军，男，26岁，某公司的维修技工。大军为人很好，在公司里和所有的同事相处都很融洽。在他自杀死亡前一个月，比较要好的同事发现他不大喜欢讲话，总是一个人默然无语。半个月前，不大交往的同事都能发现他变了，经常一个人发呆，别人讲笑话他无动于衷，即使笑也非常勉强。自杀的3天前，他对一个非常要好的朋友说："没有你跟强哥，我早都不存在了。"好心的朋友以为他有心事，就千方百计陪他散心、打球，但是，抑郁症到了一定程度需要专业的帮助，如果他的朋友有一定的识别抑郁症和自杀危险的意识，能够从他的行为和言语中识别出自杀的迹象，或许大军现在仍然活

在这个世界上。

　　对于绝大多数经受巨大的心理痛苦而想自杀的人来说，自杀前常常会出现以下迹象。因此，我们遇到明显异常的信息时，要多留意，因为他们正在向我们呼救！

### 1. 言语上的征兆

　　（1）直接向人说"我想死""我不想活了""有声音告诉我要去死""还不如死了干脆"。

　　（2）间接向人说："我所有的问题马上就要结束了""要去很远的地方旅行""我的生活毫无意义""现在没有人可以帮助我""没有我，你们会过得更好""你们再也不必担心我了""我再也受不了了"。

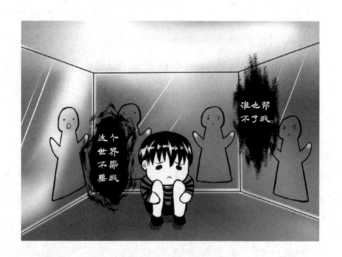

　　（3）在不恰当的时候说再见。

　　（4）谈论与自杀有关的事或开自杀方面的玩笑。

（5）谈论自杀计划，包括自杀方法、日期和地点。

（6）流露出极端无助或无望的心情，沮丧，无力，低自我价值感。

（7）谈论一些易获得的自杀工具。

### ❤️ 2．行为上的征兆

（1）出现突然的、明显的行为改变（如突然与亲朋告别或出现很危险的行为）。

（2）抑郁的表现：饮食及睡眠习惯改变、社会孤立等。

（3）将自己珍贵的东西送人。

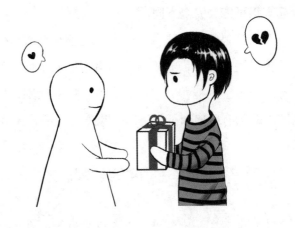

（4）立遗嘱。

（5）频繁出现意外事故。

（6）饮酒、吸烟或吸毒的量增加。

## 五、做自己生命的主人——抑郁症患者如何自救和预防自杀

人生就像弈棋，一步失误，满盘皆输，这是令人悲哀之事；而且人生还不如弈棋，不可能再来一局，也不能悔棋。对于很多想自杀的人来说，似乎已没有别的出路可以选择。在那个时刻，死亡是其世界的全部。"想自杀"这种念头的力量不容忽视，这种力量真实、强大而又直接，仿佛世上没有神奇、特效的治疗方法，但是，我们应该注意以下事实：自杀经常是对一个暂时性问题的永久性解决。当感到抑郁时，人会通过一个极狭窄的角度观察事物、思考问题。在1周或1个月后，一切看起来很可能会完全不同。

大部分曾经想过要自杀的人现在都很高兴他们还活着。他们说当时他们并不想要结束自己的生命，他们只是想终止自己的痛苦，这两者有着本质的区别，但在自杀的当时却有些迷糊了，仿佛一叶障目、不见泰山。

### 写给有自杀念头的人

假如你有自杀的念头，我不想提醒你，自杀会留给家人和朋友难以承受的痛苦和悲伤；我也不会说，其实你并不想带给他人那么大的伤痛。其他人可能会告诉你，自杀是一种自私、懦弱的行为。也许你并不想

给人留下那种印象，但我并不想这么做；当痛苦强烈到这种地步，谁还在乎别人怎么说？也有人会告诉你，生命在转变，而那正是我们的力量所促成的，他们也会告诉你，总是有更好的方式可以和失败、痛苦以及任何令人难以忍受的事物共存。以上这些事，我一件都不想做，因为你既然会想自杀，你的心情一定是糟透了。

值得庆幸的是，你还在读这篇文章，这表示在你的内心深处还有一些不确定，并不想就此结束生命。人们通常对死亡有不确定感，即使他们的心情和你一样也是糟糕透顶。事实上，因为你现在还活着，这就表示你不太确定自己要不要死，这也表示，即使你有想死的念头，但你内心深处却有想要活下去的意念，你心里的确听到一点想活下去的声音，那么，我们就一起让那个想要活下去的声音再大一点吧，让它的影像更鲜明，我们一起握住它的手，再继续坚持几分钟。

自杀不是一个决定，它只发生在痛苦程度超出你能忍受的范围时。我不知道你是否理解上面这句话的意思。这句话表示你可能并不想死，只是你现在所承受的痛苦已超出你的负荷范围。这也就是为何你痛恨听到别人说"高兴一点"，或是很排斥听到别人说"想开一点"这样的劝告。当痛苦超过自己所能承受的程度，自杀的念头便油然而生，很多人和你一样，自杀无关乎对与错，它也不表示你很没用或者你是一位失败者，自杀是因为

"痛苦"与"处理痛苦"这两股力量不平衡所导致的结果，所以你不是要找到方法降低痛苦，就是要提高处理痛苦的能力，这两种方法都可以，而且很多人都办到了，他们所承受的痛苦和你往往不相上下。

在遭遇困境的这段日子里，你会觉得自己像一只掉进杯底的小虫，如何掉进去的只有自己清楚。你在杯中急得团团转，却找不到出路。你拼命地往上爬，但总是又掉回杯底，所有的努力均以失败告终。你最终丧失希望，认为自己只会永远困于杯中，接踵而来的是无助和绝望，有时你会想自杀。你将如何逃离这个杯子？你做了一些努力或别人帮了你以后，你极有可能得到你想要的结果。一旦陷入特殊问题之中，大多数人都看不到自己的出路，至少单靠自己的力量难以办到。

首先，在心中想象你从自己的身体里跨步出来，就像是走出自己的房间，并看到眼前有一张你自己的照片，然后你把照片和你所遇到的困难状况向外推开，告诉自己："我还要再等24小时！"或"再等一等吧！"感觉、想法和实际行动不一样，谁规定你只要想自杀就必须马上做？你可以把思想和行动的距离拉开，如果你曾拒绝接受别人的建议，那你同样可以把自杀的念头向外推开，即使只是多24小时或1周，是不是？

天地间到处都有活路，你再想一想。

你曾想过：没有勇气面对困境，怎会有勇气自杀呢？

你曾想过：自杀是逃避一时，却无法逃避永恒吗？

你曾想过：自杀的过程，会让你的灵魂持续痛苦吗？

你曾想过：自杀后留给至亲好友的伤痛，是永无止境的吗？

你曾想过：你所面临的问题，不用自杀也能解决的吗？

天有好生之德，地无绝人之路，活着总有希望！

其实还有许多活路可走，真的还有许多活路可走！

没有一个人有权利选择自杀，因为生命不仅是个人的，也是属于家人、社会、国家的。

珍惜自己的生命，也请关怀、尊重他人的生命。

在你最难受的这段时间，总有那么一些人陪着你，他们不会批评你或与你争论，他们也不会要你去医院，否则他们不会这么费尽苦心希望你觉得好过一点，他们只想关心你，认真听你说，想一想你周遭的这些朋友，你应该可以找到当中的一位。你可以用24小时或是1周的时间，告诉他你的感觉和想法，向人求助没什么好丢脸的，千万不要试着一个人硬撑着渡过这些难关。记住，你的保护伞只是暂时隐藏在身后，和别人借用一下就好了，找人谈一谈，可以缓解压力，让你觉得轻松些，找人谈一谈，就是一种保护伞，可以让你再次找到"痛苦与解决痛苦能力"之间的平衡点。

现在从你周遭找出这样的人吧，你可以开始打电话给这个人。

现在，我希望你开始打电话……

下面提供几个自救和预防自杀的方法，目的只有一个，让大家明白：人在，比什么都强。

## 1. 给自己营造一个安全的环境

在家中营造一处安全的角落，这一处是你在受惊吓时可以前往的地方。先和自己约法三章，只要你人在这一个地方，就不会伤害自己或他人——你会很安全的。并且协议好，如果你开始觉得失控，并且担心自己可能采取某些行动时，你一定会走到那一块区域，待在那里，慢慢地呼吸，直到负面情绪消失为止。你的安全场所可能是在楼梯间的窗户旁、你的床上或者最爱坐着看书的那把椅子；或者，也可能是某一藏身之处，任何人也找不到你。曾经有位妇人整晚睡在衣橱内的鞋子上面，这是她从小安慰自己的方法，因为她实在找不到一处安全的地方。

## 2. 不妨改变一下环境

有意识地改变你的环境偶尔也可能将你抽出恐慌的心情。可以只是单纯地离开卧室，走到厨房给自己泡一壶茶，或者可以离开家，在街上走一圈。你若走到大自然里，望望星星或树木，可能会让你眼界大开。有时候，造成你心神不宁的原因可以是感官上受到提示而回忆起过去的虐待情景；可以是某一种特定古龙水味道、某人说话的语调、粗棉布摩擦的声音。

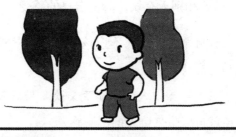

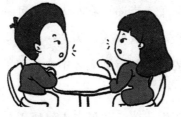

### 3. 向外界伸手求助

有时在最迫切需要的时候，你反而最难开口求救，但是，给你自己一丝善意的催促吧！打破孤立无助的模式。你若和自己可以信赖的人相处，可以要求对方抱抱你或搂着你。你若是独自一人的话，打电话找人谈天吧！事先安排好应付这些情况的点子。如果你正好陷于惊慌的处境，有时会感到分外孤立，不太肯定会有人愿意了解你的心情，所以就任孤单来支持你吧！

假如你参加了支持团体或者正进行治疗，打电话给支持团体的成员或你的治疗师。与某位朋友订契约，约定在需要协助时彼此可以互通电话。也许这是你想动手做的最后一件事，不过，提醒自己明白，这种协定只为了应付这类状况而定，而且这种想法确实很不错（即使你记不得原因何在了），然后拿起电话，拨号码吧！

### 4. 和别人交谈，诉说自己的感受

有自杀念头的人不应该试着独自处理这些问题，应当马上寻找帮助。

（1）与家里人或是朋友交谈　与家人、朋友或同事交谈就可以带来巨大的解脱感。

（2）找一个人交谈　有些人因为种种原因无法与家人或是朋友谈心，有些人认为与一个陌生人倾吐会更容易一些。世界各地都有助人者中心，那里有懂得倾听的志愿者。

（3）与医生交谈　如果有人经历了一段相当长时期的情绪低落或想自杀，他（她）可能患上了抑郁症。严重的抑郁症必须规范治疗，而且规范的药物治疗十分必要。时间是克服这种心态的一个重要因素，但是在这段时间里有什么事件发生非常重要。当有人想要自杀时，他们应当立即与别人交谈，诉说自己的感受。

### 5. 先理清这些观念，然后再考虑怎么做

（1）自杀如果是一种解脱的方法，而不是你的目的，那么总还有其他路可走！用自杀解脱一时之烦恼，将是你人生中决定的终结，是无可反悔的解决方案。那么你能否在做出这样的决定之前，先尝试一下解决问题的其他途径呢？

（2）自杀是一种习得行为，因此，也可以不去习得。问问自己："我第一次考虑结束生命是在什么时候？

我认识的人中有谁自杀了？"家人、朋友、名人甚至陌生人都会成为效仿的例子。我们不能完全理解自杀者面临的难题，但我们能够确保自己不像他们那样去选择自杀。如果自杀是一种应对难题的习得方式的话，那么，我们也有能力习得应对问题的其他方式。

（3）不是难题本身击垮了你，而是你对其所思所为不同而已。人们在解决问题时所面临的困难之一就是认为自己必须把所有的问题都一次处理掉。通常情况下这是不太可能的，哪怕是非常能干的人也做不到这一点。如果能将一个大问题化整为零，然后一个个地去解决，这样可能会更容易些。设立一些可行的小目标，然后一步步地实现，这是解决问题最便捷的方式。如果你努力去做，就会有收获，你肯定会越来越自信。

（4）情绪可以而且能够改变。情绪是你的一部分，正如手是身体的一部分一样。有时你的情绪太强烈似乎会压倒你，并且左右着你的想法和行为。这种内心的痛苦看似让你难以忍受，无法逃避，永远摆脱不掉。换句话说：你认为自己不能忍受痛苦，痛苦会永无休止，永远无法解脱。令人欣慰的是情绪可以而且能够改变。即使外部的环境不能改变，但你对环境如何感受是能够改变的。研究表明，50%的人曾认真考虑过以自杀作为解决难题的方式，但绝大多数人并没自杀，为什么呢？答案就是：时间。时间是一剂良药，即便没有专业的帮助，随着时间的流逝，大多数人最终还是会自愈的。人的处境是可以改变的，人的痛苦是可以减轻的，伤痛和愤怒的情绪也是可以缓解的。

（5）自杀不会是"轻轻地走，不带走一片云彩"。德国哲学家康德认为，在任何情况下都不可以自杀，因为这是作为人的一种必要乃至完全的义务。自杀就好比在认识你和关心你的人身边引爆了一颗炸弹—失去你的那些人成了牺牲品，他们将承受你遗留下来的痛苦。越是和你亲近的人越是痛苦，最痛苦的莫过于你的家人。"我不在了其他人会活得更好"，其实这是自欺欺人的谎话，他们不会活得更好。你想一死了之，一了百了，但对你的家人来说，痛苦会没完没了。你无法使那些爱你的人对你的自杀有所准备，你可以设法去做，但是办不到。起初他们会非常震惊，不敢相信你真自杀了。随着震惊后麻木感的减退，痛苦会使他们撕心裂肺。他们很长一段时间都会处在你死亡的噩梦之中。他们会因你的离弃而伤心，但也会因你不给他们留下任何帮助你的机会而愤怒。假如他们做了对不起你的事，你的自杀就剥夺了他们改过的机会。

## 6. 调整自己的期望值——绝处逢生的生命智慧

> 当代最伟大的一项发现就是，人们可以通过改变自己的心态，从而改变人生。
>
>
> ——威廉·詹姆斯

欲望需求越大，人的得失心理就越明显，圣严法师提出的"四要"精神，就是让心念一转，换个角度看得失。心灵一转变才会懂得珍惜生命，心安就有平安。

（1）需要的才要　需要是什么？就是少了它便不能活，如阳光、空气、水分、起码的食物、医药、御寒的衣服、遮风挡雨的房子、基本的交通工具、谋生工具等，也就是除了不会饿死、冻死、热死、累死、病死，便是想要而不是需要。

（2）想要的可以不要　除了维护生命的必需以及用作谋生与奉献的所需物品，凡是为了满足虚荣、贪图一般水平以上的享受、追求不切实际的名、利、权、位、势，乃至追求非分和不正常的享有等，要了就算不犯法，还是可以不要的。

（3）能要、该要的才要　"能要"是凭自己的各种资源，有能力取得的各种享受。"该要"是适合自己能要和需要的，或者以自己的能力，不为己求而为社会大众，乃至未来的人类，合情合理谋取幸福，便是该要的。

（4）不能要、不该要的绝对不要　凡是以自己的能力资源尚不能得到的，便是不能要的。凡是以自己的身份和立场来说，不宜取得、不宜享用的，绝对是不该要的。凡是不合情理、违背法律的，都是不能要的，都是不该要的。只要时时谨记：不公物私用，不顺手牵羊，不损人利己，不做非分的享受和拥有，便是做到这个项目了。

## 7. 学会感恩——生命不仅仅属于你自己

### 3根树枝的启示

一个年轻男子承受了极大的痛苦，想要自杀。入夜后他极度哀伤地带了条绳子走到屋后树林里爬上树，想上吊。

当他把一根绳子绑在树枝上后，树枝说话了："亲爱的年轻人，别在我身上吊死吧！有一对小鸟正在我的枝头上筑巢呢！我很高兴能保护它们。如果你在我身上上吊，我就会折断，鸟巢也就保不住了，请你谅解我，并且也可怜那对小鸟吧！"年轻人听了，体谅了他的爱心，放弃了这根树枝，爬到更高的树枝上。

可是当他把绳子绑上去时，这树枝也说话了："年轻人，请你谅解我吧！春天就要到了，不久之后我就要开花，成群的蜜蜂会飞来嬉戏、采蜜，这带给我极大的快乐。如果你在我身上上吊，我就会被你折弯到地上，花朵就被摧残而死，那么蜜蜂们会非常失望的。"

年轻人听了，只好默默地攀上了第3根树枝。

"原谅我吧！"他还没绑绳子树枝就开口了。

"年轻的朋友啊！我把自己远远地伸到路上，目的就是要使疲惫的旅行者在我的底下得到一些荫凉，这带给我很大的快乐。如果你吊在我身上，会使我折断，以后我就再也不可能享有这种喜乐了。"

年轻的厌世者沉思了一会儿。他问自己："我为什么要自杀？只因为我承受着痛苦吗？难道我不能学学这些树枝，用我的生命去帮助别人，为别人服务吗？"一念之间，他把自己的焦点由自己身上转向了他所熟识的需要他的人身上。他从这3根对他说话的树枝上各折下了一小段细枝，爬下了树，快快乐乐地离开了。他一直保存着这3根小树枝，也终生履行"3根树枝精神"，再也没有过自杀的念头。

你从这个故事中体会到了什么呢？人们往往只在意自己受了什么伤害、委屈，承受了多少重担、压力，结果愈来愈缺乏活力，愈来愈萎缩。殊不知只要将目光由自己转移出去，眼界日渐宽广，生活自然日益丰富，生命自然日益蓬勃，不是吗？珍惜身边一切的人、事、物，真正的幸福随时随处可拥有。

### 8. 想想给予我们生命的人

有一棵大树，我们春天依着她幻想，夏天依着她繁茂，秋天依着她成熟，冬天依着她沉思，这棵大树就是我们的父母。有一种傻瓜，不管你对他如何，他都会倾其所有为你付出，这傻瓜就是我们的父母。

父母无怨无悔地把我们抚养大，一直为我们的成长辛勤地付出。我们为了工作、为了生活很忙很累，常常忽视他们，他们却一直在默默思念我们、帮助我们。随着时间的流逝，他们变得苍老，但心中仍然记着我们。如果你看到这里，为了他们，是否该重新考虑一下你结束自己生命的想法呢？

## 六、活着真好——决不自杀的14个理由

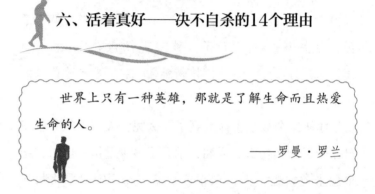

　　世界上只有一种英雄，那就是了解生命而且热爱生命的人。

　　　　　　　　　　　　　　　　——罗曼·罗兰

　　★理由一：也许一切都可以放弃，但对生命的信念不能放弃。

　　自杀的人中，相当一部分是由于觉得生活与自己想象的有很大差别，于是，一有挫折就选择自杀。

　　一位大学生毕业时豪情万丈，进入社会后，发现社会的阴暗面和不公远远出乎意料，整个心灵陷入了绝境。用火热的心拥抱生活，但生活浇来一盆盆冷水！希望自己的才华得到承认，但连展示才华的机会都没有！真诚地追求爱情，但经受的是当头一棒！

面对这些挫折，他想到了自杀。不知不觉中，跨上了河边的栏杆……生与死，就在这一瞬间做出选择。终于，心中有另外一个声音，以前所未有的力度，坚决地说："不，我还没有看清生活的真相！我不能这样屈服！"大汗淋漓，终于在即将松手的一瞬间，止住了往下一跳的冲动。

从死神手中把自己救回来，已经过了很多年。以后又经历过比当初严重得多的挫折与困难，看到过比当初看到的更严重的阴暗面，但也真正体会到了生命的灿烂与辉煌。这时，才真正意识到假如那么轻易放弃了生命，将是何等愚蠢！

告诉因为挫折与痛苦而准备自杀的人一句话：当面临人生逆境时，无论如何也不要放弃生命！也许一切都可以放弃，但对生命的信念不能放弃。这是一个人的"生命底线"，是每个人最应该护卫的基本原则！

★理由二：莫造"想当然"的悲剧。

在各种自杀案例中，"想当然"是一种最常见的错误。自杀者认为自己所想象出的，就是事情的真相；认为自己想到的道理，就是正确无误的道理。如有媒体报道：有的青年在参加高考之后，久等不到通知书，便认为自己没有被录取，于是在绝望中自杀。没料到，刚刚自杀，录取通知书就来了！

不要小看"想当然"的危害，即便是成功的人也有可能因犯这样的错误而丧失生命。

英格丽·褒曼18岁时去参加皇家戏剧学校的考试。当她上场演出还不到1分钟，评委就笑着请她下去。她觉得自己的梦想已经绝对破灭，准备跳河自杀。只因为看见河面很脏，怕死相难看才没死成。第二天，她得知自己考取了。更使她震惊的是：评委之所以这么短时间就请她下来，是因为一眼就看出她太出色了，认为没必要再多花时间考试！

英格丽·褒曼是享誉世界的著名影星。试想，如果不是河水脏这一偶然原因使她终止了"计划"，在"想当然"理由的支配下，她将酿成无法挽回的悲剧。请走出"想当然"，不要再犯这样的错误了。

★理由三：不要急，慢一点。

"急"，是逼着自己往绝路上走的"高速列车"，当列车一启动就很难刹车。一些小孩子稍微受一点委屈，就选择自杀，还没有了解生命是什么，年纪轻轻就轻易结束生命。还有一种人，是采取极端的快速自杀法，想法一出，就立即付诸行动。据报道：中国62%的自杀者选择了服用农药或鼠药的方式，结果连任何回旋的余地都没有。

曾有一位小朋友由于在父母那受了委屈，便准备自杀。他来到一口大水塘边，二话不说就往水塘中走。满脑子都是父母发现自己死去之后是如何后悔伤心的景象。他一步一步往水中走，死亡离他越来越近。

渐渐地，一些微妙的感觉出现了：首先是夜已深，水的冰冷让他有点受不了，再就是池塘周围的树影、虫声……也开始分散他的注意力，还有那些白日游玩的景象，都一一浮现在脑中。不知不觉间，他停止了脚步。最后，发现想自杀的念头已无影无踪。

事过多年，他已是一位很成功的企业家。在谈到当初这一凶险的经历时，他仍心有余悸，说："如果我采取那种诸如吃农药的极端方式自杀，很可能你现在也不会看到眼前这位朋友了。"

★理由四：别神化"非死不可"的认定。

在极端情况下，那些选择自杀的人往往认为自己真的是"活不下去了""非死不可"。即使这样的认定，也不一定是他真的想如此。也许，在心灵的深处，他对生活其实并未放弃信念，只是当时并不自知而已。

一位先生爱上了一位少女，得不到她就十分痛苦，多次想自杀，而且认为自己肯定会自杀。朋友邀请他去游黄山，在登山时，他的脑海中浮现出少女迷人的面孔，想到女孩并不喜欢他而十分痛苦。一不留神，他差点掉下万丈悬崖，幸亏朋友及时用手拉住他，他出了一身冷汗。突然他惊醒了，自己不是一直想自杀吗？为何在生死一线间，自己还是抓住朋友的手臂呢？

——原来，在骨子里，你还是留恋生命啊。他为这些天来没有背叛内在的自己而高兴。从此之后，再也没起过自杀的念头。

★理由五：给希望留下一扇窗户。

人自杀是因为绝望。这种绝望，有时是对自己，有时是对生活和世界。世界有阴暗也有光明，人生有高峰也有低谷。即便你看到的阴暗面再多，也不是世界的全部；即使黑夜再长，也还会有太阳升起的那一刻。千万不要把希望从此关在门外——因为希望一直都在，你只是没有看到。

茨威格是20世纪的著名作家，他终其一生，不断地讴歌爱情、人生、正义。第二次世界大战期间，他离开欧洲到了拉美。虽然他已经远离战火，但发生在世界各地的残酷情景却渐渐摧毁了他对人类的信念。最后，他和妻子双双自杀。在死之前，他写了一封遗书，表达了对世界的绝望之情："我这个没有耐心的人，只好先走了。"他死去没有多久，第二次世界大战结束，正义战胜了邪恶。

茨威格的悲剧其实也是许多自杀者的悲剧。造成悲剧的根本，其实已经被他自己一语道破——"没有耐心"。面对社会的阴暗和人生的逆境，人们的确会产生绝望感，但这作为瞬间的感觉是可以的，假如是作为一种人生的认定就大错特错。一定要给希望留下一扇窗户啊！

★理由六：成功不是"独木桥"。

现在的教育，往往把孩子往应试教育的一条路上赶。"千军万马走独木桥"，只有升学才是评判成功的唯一标准。这样的想法，对孩子、对家庭，都造成极大的危害。

前几年有一件轰动全国的事件：浙江金华的一名中学生因为没有考进"前十名"，遭到母亲的训斥，他感到"委屈和压抑"，就拿起一把木柄榔头将母亲活活砸死。这是一个家庭悲剧，实际上更是一个巨大的社会悲剧。

台湾著名作家琼瑶，小时候除了语文外，其他科目成绩都不好。有一天，她在数学考试中只考了20分，学校发给她一张"通知单"，要她拿回去给父母盖章。挨到深夜，她鼓足勇气拿着通知单交给母亲。母亲脸色阴沉，把她骂了一顿。她绝望地给母亲写了一封长信，服毒自杀。1周后，她才被从死神的手中抢救回来。后来，她参加高考落榜，知道成绩后她崩溃了，她又去自杀，幸亏又被及时发现。再次参加高考，她又落榜了！不料，母亲很快又安排和鼓励琼瑶进行第三次应考。琼瑶不由打了个大大的寒噤。她十分清楚自己的长处与短处，下决心不再参加高考，专心写作。父母终于默认了她的追求。从这一刻起，她开始真正追求自己的事业，最终取得了令人羡慕的成就。

琼瑶终于凭着自己的能力"杀"出来，可是还有那么多没有"杀"出来的青少年，他们的梦想、快乐、事业乃至生命，不是葬送在这"独木桥"上了吗？

因此，无论是对社会还是对每个人，特别是青少年个人，不把升学作为唯一的成功标准，实在是迫在眉睫的大事！

★理由七：把"完满"那根绳索丢得远远的。

许多自杀者，尤其是青少年，都有这样一个毛病：把一切未臻完美的事情，视为不可接受和不能容忍，这就是"完满病"。

"完满病"其实是一种心灵病证，"患者"最大特点是贪婪地追求不切实际的东西和总是希望等到一切具备之后才去做，一个小小的欠缺便可以让他们全盘放弃。当世界没有满足他们的完满愿望，他们便觉得这一世界是地狱，生活是无法忍受的，不值得活下去。

反思当初的自杀冲动，其实相当程度上是来自"完满病"。是普希金的诗："朋友啊，不要忧伤，生活本来是这样"让我们看到自己的致命错误，是啊，生活本来是这样！我们却责怪生活，其实该责怪的，是我们对生活的片面认识！正是由于看到了这种"完满病"带来的危害，我们才从那种虚无缥缈的人生设想中惊醒过来。并且，从原来的"地图世界"进入到真实的世界。从而明白："真实的世界，是一个不完美的世界。但对敢于应对挑战的人，真实的世界恰恰是一个富有的世界，总能找到希望！"

★理由八：上帝关上一扇门，兴许会打开更大一扇门。

只要是活着，所有的人都会遇到人生的挫折，这没什么可怕。可怕的是你从此认定"一切都完了""活着没意思""死了算了"。你或许知道：上帝关上一扇门，也许会打开另外一扇门。但你肯定不知道：那扇门，需要每个人自己去寻找。尤其在前面那扇门关上时，更要坚定对生活的信念。

居里夫人在初中毕业之后，因为没有钱，只好到一个庄园主家里当家庭教师。庄园主的大儿子卡西密尔爱上了她，她也爱上了他。在她19岁时，他们就准备结婚。但是，卡西密尔的父母却认为她与自己家的钱财、地位不相匹配，所以对这事百般阻拦。更没想到的是，卡西密尔对父母完全屈从。当她最后一次与他长谈时，他仍然是那样软弱和恐惧。

苦爱换来的是这样的结局，对一个19岁的姑娘来说是沉重的打击。在得知无法与卡西密尔结婚时，她的确痛不欲生，差点走上绝路，也有"一切都完了"的感觉。但是，她最终从痛苦中站起来，毅然离开了这个家庭，下决心走自己的路，她动身去巴黎求学。后来，她幸运地与居里结合了。两人一同努力获得了诺贝尔奖。

不管遭遇怎样的挫败，只要你还活着，就可能重新开始。或许在"一切都完了"的转弯处，就是柳暗花明。

★理由九：设想"死了"并重生。

对大多数人而言，事业与爱情是两个最重要的方面。很多人正是因为在这两方面受到极大挫折而萌发轻生的念头。当有一天，我们失去了那些我们认为离开了就无法再继续活下去的东西时，一些人就会一心一意想死。这时候，不妨真正想象一下自己因此死去，之后再设想自己"死了"又重生。这是一种非常有效的心灵转换法。

罗洛·梅是著名的存在主义心理学家，在其名著《人寻找自己》中，他记录了一个故事。一名妇女采取这种设想死去并重生的方法，最终放弃了自杀的念头。这名妇女坚信除非某个男人爱她，否则她无法活下去。当她得不到男人的爱，就想到了自杀。她想了好几天，突然动起一念："假如我自杀了，从别的方面来说，仍旧是美好的——太阳依旧照耀，水照样给身体带来凉意，人们仍然工作忙碌。"死了并不能改变什么。想明白了，心中豁然开朗——她还可以再爱别人。于是她决定活下去。

★理由十：将生命升华——想想那些未完成的使命。

当面对逆境，承受不期而至的不幸时，产生绝望之情并不奇怪，但请记住，任何困境、逆境都不是绝境，你是一个有使命的人，想想那些没有完成的使命，它们往往能够把你从绝望中拯救出来。

当贝多芬28岁时，第一次耳聋的症状出现了，到后来双耳竟然全都聋了。他十分绝望，在1802年写下遗嘱，十分坦诚地说明了他绝望得要自杀的心情：每当我旁边的人听到远处的笛声而我听不见时，或他们听见牧童歌唱而我一无所闻时，真是何等的屈辱！这种体验几乎使我完全陷于绝望，我差一点想结束自己的生命……是艺术，仅仅是艺术把我从死亡线上唤回。啊！在我尚未把需要谱写的每一乐章完成之前，我觉得不能离开这个世界！

意识到必须完成未完成的艺术，这样的使命感挽救了他，同时也使他对自己的不幸命运有了正确的认识，且每10年，他的音乐都较前10年有更大的进步。所以请给自己一个使命吧，或大或小都没有关系，因为它能够给你生的力量。

★理由十一：从自杀而重生的人那里获得教训。

许多自杀过而又没有死成的人，在事后往往会非常后悔自己当初的选择，认为选择自杀是何等愚蠢的举动！

在特殊的历史时期，不少著名的知识分子，如老舍、傅雷，走上了自杀的道路。著名翻译家萧乾曾被关进"牛棚"，他深感屈辱，吞下安眠药自杀，被救了回来。死而复生，面对关爱自己的妻子，他非常后悔，下定决心：不管怎样，自己再也不去寻死！

自从那次自杀未遂后，又过去了30年，他还顽强地活着，而且焕发了艺术的"第二度青春"，包括将世界名著《尤利西斯》由英文翻译为中文。后来，他写了一篇文章《"死"的反思》，对这一段经历做了很好的总结。假若你也一时有了想死的念头，看看萧乾这一段

"死"而复生的经历，再看看他对生命的深刻认识，你是否还想去死呢？

★理由十二：为了你爱的人，你没有资格死去。

当你有自杀的念头时，不妨想想那些你爱着和爱着你的人，想想你的死会给他（她）们带来多大的伤害和痛苦，尤其是你的父母和家人，你还忍心这样做吗？

有一位女性就是因为爱着我而选择勇敢活下来，那就是我的母亲。

那时我还不到1岁，还是在母亲怀中吃奶的年龄。母亲因为受了委屈，准备跳河自杀。晚上，母亲刚把大门打开，我就在床上哭了起来。母亲只好赶紧回来哄我，看见我睡着了，又往外走去，她再次把门打开时，我又大哭，她便只好再次回来哄我。她第三次打开大门时，我又号啕大哭起来。这时母亲心一酸："真的是死不成了！如果死了，这个孩子谁来照顾啊！"

当你有了自杀的念头，请你想一想身边的亲人和朋友吧，想一想他们失去你之后的打击与哀痛，为了那些你爱的人和爱你的人，勇敢活下去吧！

★理由十三：不要怕，学会使用支持系统。

自杀的人多数过于内向和拘谨。事后发现，其实他们遇到的问题并不大，但是由于他们将自己的心扉紧闭，凭个人的能力又应付不了那些问题，最后被压垮。

朋友、亲人等都是你的支持系统。当觉得自己撑不下去的时候，要学会向他人请求支持。不要太要强，不要觉得这样做是脆弱与无能的表现，任何一个人都有脆弱的一面，这并不丢脸。你这样做，恰恰是证明了你的勇敢和成熟。

除此之外，社会化的服务机构也是一种很重要的支持系统。现在，一些国家已经有不少这样的机构，如"黄缎带计划""生命热线"等，都是可以提供帮助的机构。但相对社会的需要而言，这些机构的社会功能还有待进一步加强。至于国内，这方面的工作才刚刚开始，就更需加强了。

★理由十四：活下去，而且要记住。

有些人由于最亲爱的人突然逝世，自己根本无法承受这样的打击，最后干脆放弃生命。这种情感是值得理解的，但是，这些人也应该明白：事情既然发生了，自己就该接受。自己最大限度地过好生活，才是对逝去亲人的最好回答。

当然，还可以采取一些必要的悼念方式，让自己与逝去的人心灵对话，以表示自己还会一直爱着他（她）。这就是"活下去，而且要记住"。

美国芝加哥发生大地震，许多家庭家破人亡。其中有位中年妇女，被人从倒塌的房屋中救出来之后，得知自己的先生和两个孩子全部遇难，悲痛使她再也没有办法活下去，自杀了几次，又几次被人救回来。

后来，一位前辈为了让她从痛苦中解脱出来，让她向天堂写信，好像丈夫和孩子都去天堂出差一样。她勉强答应，不断地给他们写信。开始的时候，只是诉说自己对他们的思念，后来，便开始叮嘱：让丈夫照顾好孩子。再到后来，她又能够感到丈夫与孩子对自己的叮嘱："活下去，而且要活好！"

最后，她终于把悲伤变成了一种祝福，接受了丈夫与孩子死去这一事实，并开始做义工，从而找到了自己活下去的理由。

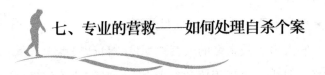

# 七、专业的营救——如何处理自杀个案

对于心理医生，在实际工作中，当接待有自杀意图的抑郁症患者时，要熟悉有关的评估及处理原则，并且适当、灵活地运用在实际工作中。作为非专业人员，如果你身边有人想自杀，以下的资料可以帮助你与他接触，识别自杀的风险。

## 1. 敏锐地观察

通常，企图自杀者在咨询中的表现不会十分主动，工作人员与当事人建立关系的最初阶段，必须忍耐求助者可能较为被动和沉默的表现。虽然求助者可能对工作人员表现出漠不关心的态度，其实他非常需要别人在此时给予支持。工作人员的真诚关心和友善态度是与求助者建立良好工作关系的重要基础。

### 2．初步接触

工作人员接触有自杀危机求助者初期，必须清楚、肯定地表明工作人员的身份及帮助求助者的意图。同时亦应向求助者申明他有接受援助的权利，亦应对自己的生命负全责，而工作人员应尊重求助者的个人选择。若有自杀意图者经过工作人员一段时间的介入帮助后，仍然选择终结个人生命，工作人员应接受个人在此项工作上的限制，并不需要因求助者的决定而有负疚感。

### 3．直接询问

最直接了解一个人的自杀危机的可能性，就是直接询问个人的自杀意向。这种工作手法特别强调在询问时针对事实、清晰及不具批评性。在直接询问时，工作人员必须表现出同理心及真诚关怀的态度。

### 4．评估致命危险程度

对自杀方式的选择可以反映求助者求死的决心，亦可以预计其被救的可能性，如选择跳楼和卧轨自杀的人求死的决心比较坚定，被救的可能性较小。若求助者认为自杀是唯一解决问题的方法，其自杀危机将相应增加。

## 5. 寻找支持的资源

较难与人相处及建立关系的个体自杀危机会较高，企图自杀行为很可能是由于人际互动关系中出现矛盾而直接产生。亲人及自杀者认为重要的人对自杀者的求生意愿极具影响性。

## 6. 自杀危机与住院需要

自杀意念可能随着每分钟而改变，但若有自杀意图者与工作人员有良好的工作关系，当企图自杀者的自杀意欲增加时，工作人员的介入将发挥更大的作用。自杀者是否需要住院视当事人的情况而定，若自杀者处于极度抑郁的状态、其配偶或亲友刚死亡或感到非常无望及无助等，住院对自杀者会有帮助。

就以上各项评估来说，若求助者的情况是介乎于中度至严重阶段，工作人员必须进一步评估其自毁的冲动。根据危险的程度书写具体、详细的报告，危险的程度决定了需要向谁报告、什么时候报告。了解求助者情况时的谈话、行为、计划以及报告等所有的信息都应做适当的记录，并按需要与求助者订立不自杀协议，协议是有助于求助者获得帮助而不是企图自杀的一个允诺。它可以是口头的也可以是书面的，并且最有效的是当求助者自己说出："保证……"。同时联络其家人及重要人物提供紧密的照顾，若有需要必须做入院的预备。工作人员在处理自杀个案时，必须经常为下一步的工作做好预备，并留意当事人的回应，以作为评估自杀危机及决定介入方案。

### ❤ 7. 如何干预——如果你确信他想自杀

（1）提问　不要回避问自杀问题。心里要有准备，问他是否认为自杀是他确信可以解决问题的唯一出路。如果他回答"是"，千万别惊慌。如果不提及对方自杀的想法是很危险的并且会给我们自己带来压力，因此应该让他们知道我们很关注他的自杀想法。通常的情况是，想自杀的人害怕向他人倾诉，因此，当你把这个事实指出来让他知道你愿意帮助他。

（2）询问他是否想好了自杀的时间及方式　如果对方承认已有自杀的想法时，可以再进一步了解他是否已经想到要用什么方法自杀，是不是已经想好了自杀的计划，如什么时间、用什么方式、在哪里自杀等以及是否已经写好了遗书等。

（3）让他叙述自己的感受　理解他所经历的事情对于他来说是很重要的，但不要忘记问及其感受。切记：你自己不能解决他的问题，你也不要忽视他的感觉，你唯一能做的就是倾听及关注。

（4）不要表露个人价值趋向，不要对他说教，也不要提到他对家庭的责任　先试试其他方法，再建议他可以把自杀延期，那么他才会比较能够接受前面所说。

（5）询问他是否有可信服的人　告诉他应当尝试表

达自己的哀伤、自责、愤怒等情绪，可以寻求家人和朋友的帮助和支持，表达自己的需要，让大家一同分担悲痛。这些都有利于情感的表达。

（6）**与人保持联系**　让想自杀的人决定自杀前给相关热线打电话或者找一个自己相信的人去倾诉。让他意识到感觉不好时，在他身边还有其他人愿意帮助他们。

（7）**尽自己所能和他交谈**　交谈应在富有同情心的环境中进行，使企图自杀者能自发地表达自己绝望的心境和自杀意图。交谈还可诱导企图自杀者说出与别人的冲突、自身的社会孤独感以及引起长期痛苦的躯体疾病，这些因素可能是导致求助者危机的原因。求助者在交谈过程中出现沉默，工作人员要有耐心去等待，不要慌张，不要烦躁，不要轻易放弃，要保持沉默，因为沉默过后，求助者可能会说出重要的信息。总之，真诚地倾听显示出你的在乎与关心，能够与对方在很短的时间内建立起信任的关系。

（8）**确信你是有能力的**　作为一名助人于危难中的人，自己本身的压力也很大，但现在只有你在企图自杀者身边，你必须为他做力所能及的一切。

（9）**不要独自承担对方想自杀的秘密**　千万不要为了替对方保守秘密而独自一人承担，通常当事人最后都能理解你的善意，"连线通报"将使其他人有机会共同协助当事人，任何人面对有自杀企图者，都需要让第三者知道，这是为了保护对方的生命。

（10）约他下次继续谈　把负面情绪分次处理，可以分成四五次，就比较容易看到效果。

## 八、你的支撑很重要——家人如何预防和应对抑郁症患者自杀

小雨，女，26岁，某大型公司的业务骨干。小雨在大学时曾经历了一段非常抑郁而且强烈想自杀的日子。小雨上大学后，成绩一直较好，学业相当顺利。但是，大学四年级刚上两周，小雨就接到家人的电话，告诉她："姐姐自杀死亡了。"小雨自幼与姐姐的关系非常亲密，两周前离开家时，姐姐还好好的，怎么就突然接到姐姐的噩耗！猝不及防的打击使小雨非常痛苦、寝食不安，也萌生了自杀的想法。悲痛欲绝的小雨向母亲流露了她最近几天反复出现的自杀意念，母亲能够理解小雨的心情，并且非常耐心地倾听小雨的心声。母亲的支持、耐心和劝解虽然使小雨感觉好多了，但是，频繁出现的自杀想法仍然挥之不去。经过母亲建议，小雨求助于心理咨询师。在与小雨进行第一次面谈时，心理咨询师进行了详细地评估，认为小雨没有具体的、高危险性的自杀计划，但有严重的抑郁情绪以及反复出现的自杀念头，建议她进行6~8次心理咨询，以便早日在心理咨询师的帮助下走出抑郁状态。最终，在妈妈和心理咨

询师的帮助下，小雨从抑郁症中恢复过来，消除了自杀意念。小雨大学毕业，她的工作也非常好。她认为在大学高年级的关键时刻，如果不是她的家人、不是她的妈妈，她绝对没有今天。

家庭的温暖拉回了一个年轻的生命！家是温馨的代名词，是情感的纽带，是避风的港湾。一个幸福的家，不仅是一个舒适的环境，更是一种依赖，家可以让人依靠，是我们心中最温馨的港湾。不管世界上发生了什么，不管风雨多大，我们都不怕，只要有一个温暖的家，我们就可以重新扬起生命的风帆！

自杀行为有许多潜在诱因。当有自杀倾向的人遇到贫困、失业、失去所爱的人、与家人或朋友争吵、工作不顺利以及身患重病时，应激事件就成为冲动性自杀的主要诱因。想自杀者的家庭能够做许多事情，可以应对他们的自杀行动。多数自杀者在自杀前都会经过相当长时间的考虑，有很多反常行为，如果家人能及时发现并"拉"他们一把，就很可能让他们再次"活过来"。

（1）留意反常行为　多数自杀者会有意无意地露出蛛丝马迹。他们可能变得无拘无束，显得宽容大度，突然间把自己的事情安排得井井有条；做事心不在焉，答非所问，闷闷不乐，无动于衷；对与自己亲近的人表达想死的念头，或在日记、绘画、信函中流露出来，常会说"我要死了""我活着没意思""这个家以后全靠你了""容我下辈子再报答你""我再也不能照顾你了"之类的话；情绪明显不同于往常，焦躁不安、常常哭泣、行为怪异粗鲁，有的人表现出心神不定，甚至惶惶不可终日；陷入抑郁状态，食欲不佳、沉默少语、失眠；回避与他人接触，不愿见人；性格行为突然改变，像变了一个人似的；无缘无故收拾东西，向人道谢、告别、归还所借物品、赠送纪念品，有时频繁地给亲戚、朋友打电话。对于这些征兆，家庭成员要有高度的警觉性，注意说话者的行为，以防不测。

（2）告诉他（她）"我们爱你" 家庭中的许多事的确是"说也说不清楚"。作为家人，一般不宜做那个难做的裁判员，只要告诉他（她）"我们爱你"就足够了。

（3）献上自己的爱心 给流泪的妈妈递上一条毛巾，给愁苦的爸爸搬过一把椅子，给闷闷不乐的女儿一件漂亮的裙子、一个温柔的抚摸……亲情所至，心中必会涌起理性的柔情，进而重新审视自己，重新寻找生活的意义。

（4）给予生活的支持和理解 家庭能够给予想自杀者活下去的许诺，能够使他们接受自己，如想自杀的人需要听到自己是有价值的，是一个值得活下去的人。家庭还可以帮助想自杀的人懂得人，必须接受自己易出现错误的弱点，从而放弃完美主义的观点。也就是说，围绕在想自杀者周围的人必须学会处理想自杀的人的损失感和绝望感，不要助长无助感和依赖感。

（5）注意防范自杀的工具 切勿让企图自杀者接触

到可以用来自杀的工具，家庭里常见的自杀方式是自缢、服毒、割脉、跳楼、触电等，常用工具有绳索、药物、刀剪等，因此，家人应加强安全防范，妥善放置物品，把这些危险物品放在隐蔽的地方，使有自杀意念者不易找到。不要让他们靠近不安全的门窗，住高楼的，最好在阳台或窗户上加护栏。甚至不要让他们穿戴可能用来自杀的衣物，如腰带、鞋带，甚至长筒丝袜等。

（6）送患者去医院 对于有高度自杀倾向的人，尤其是那些患有"自杀前综合征"的人，需要住院控制。家人应该及时将患者送去医院，让其接受专业的危机干预。

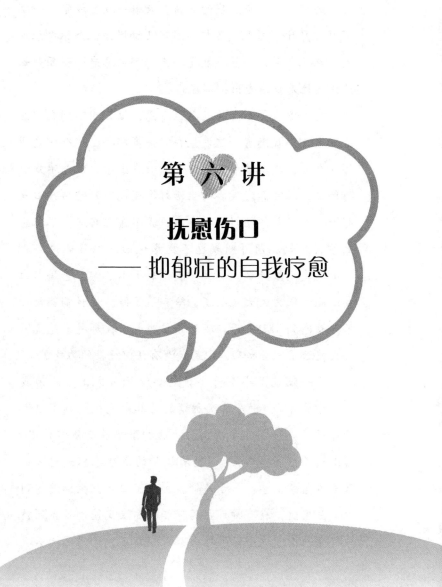

第　六　讲

**抚慰伤口**

—— 抑郁症的自我疗愈

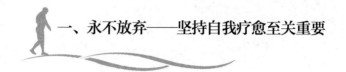

# 一、永不放弃——坚持自我疗愈至关重要

嫣然，是一个24岁的女孩，长着一双杏核眼，一副弯弯似月牙的眉毛，笑起来温暖又灿烂，但是谁都想不到，在几年前，嫣然竟然是一名抑郁症患者。下面是嫣然讲述她是如何走出抑郁症的。

我叫嫣然，如今的我满脸笑意，谁都想不到我曾经是一名抑郁症患者。这发生在我18岁那年，一个阳光明媚的夏天，我本该照例起床洗漱好去上学，但是不知道为什么，我突然发现我的生活好像变成一片空白，心里有一种莫名其妙的纠结和空虚。我不愿意起床，不愿意上学，妈妈在门外叫我也不愿意说话，准确地说，我不知道我想做什么。那天，我说我上不了学，爸妈以为我是高考压力太大生病了，给我请了假，说我躺躺就好了，没想到几天之后，我反而更难受了，那种感觉就像把我关进了一座冰窖，但是我没有任何呼救的力气。

我一躺就是半个月。我奶奶没什么文化，以为我是"中邪了"，于是请了所谓的"算命先生"到家里做了各种奇奇怪怪的事情，当然这种事情没有任何作用。后来我爸问我："你是不是有厌学的情绪才总是想呆在家里不愿意上学？"于是带我去看了心理医生，没想到心理医生说，我有抑郁症的可能，建议我爸妈带我到精神科查一查。这个结果把全家人吓坏了，爸妈死活不承认我有抑郁症，我自己也不愿意相信，爸妈害怕家里人担心，不愿意告诉其他亲戚，于是我的病情就一直拖下去。一直到高考前的3个月，我已经在家休息了一个多月了，我怕自己考不上大学，勉强去了学校，每天都度日如年，别人很容易理解的知识，对我来说就非常困难。因为我之前的成绩一直很好，所以就算在这样的状态下，我也勉强上了"二本"。

## 当我开始认清自己

上了大学，我不愿意与人交流，远离家乡，身边又没有好朋友，我的病情更加严重了。在一次体育课上，我看到同学们在一起玩耍，好像我被全世界抛弃了一样。我偷偷跑回了宿舍，当时竟然有一种想要自杀的念头，当我就快要跳下楼的时候，脑海里突然闪过这样的疑问："我是不是真的就要这么结束自己的生命了？"也突然想到了疼爱我的奶奶："我如果跳下去，奶奶应该会受不了这样的刺激吧？"最后我没有选择把自己推进深渊，我现在也庆幸自己没有做傻事。

后来，我背着父母去了精神科看病，果然，医生说我这是重度抑郁症，必须吃药。拿到医生的诊断，我竟然和父母之前的反应一样，不愿意相信自己得了抑郁症，拼命对自己说："我只是刚上大学不适应而已。"然后疯狂地参加各种社团活动，把自己搞得非常疲惫，但是一到夜深人静的时刻，所有的负面思维全都冒出来了，觉得生活没有希望，自己没有任何价值。白天疯狂地学习，晚上睡眠极度缺乏，导致我的身体很快就垮了，住进了医院。那个时候我才开始意识到自己真的存在问题："为什么我就不肯原谅自己？为什么就不肯承认自己也有脆弱的时候？"我像大梦初醒一样，竟然跑去告诉老师和舍友我有抑郁症，让她们别觉得我是一个怪人，当然，我的老师和舍友都很好，非常关心和理解我，这也给我提供了很大的心理支持。

## 当我开始尝试改变

为了摆脱抑郁症，那段时间，我给自己设定了一些小目标：每天早上起来跑步半小时；一定要跟人交流，哪怕我朋友都不在，我去食堂打饭的时候都要跟盛饭的阿姨打个招呼，在我抑郁的时候，跟人交流是一件非常困难的事情，但我还是坚持与人交流。平常我尽量不一个人待着，因为我害怕自己的情绪失控而想到自杀；每天早上起来，一定不能衣冠不整，在镜子面前给自己打气，虽然有时候看到自己因为失眠而出现"熊猫眼"，我也要对自己说："你可以撑下去！"抑郁症患者，有很多负性思维，看什么东西都是不好的，所以在那个时候，我每天都坚持写日记，把我觉得开心的事情都写下来，写得越多我会越来越觉得其实我的生活没那么糟糕，心态也在写日记的过程中慢慢发生了改变。我喜欢画画，在我抑郁的时候，我就画画，把我的感受全部画下来，这个对我非常有帮助，画着画着我的注意力就逐渐从那些负面情绪上转移开了，心境也慢慢平静下来了。

## 雨过总会天晴

就这样持续了一年多，有一天早晨我醒来，好像回到我高中抑郁症发作之前的状态，觉得阳光又开始温暖起来，身边的事物也开始变得美好，我知道我已经走到了抑郁症的出口，再努力一点我就要摆脱它的纠缠了。突然间觉得特别轻松，好像压在我身上的大山被推倒的感觉。我竟然靠自己的力量走出了这段黑暗的日子，恢复之后，我依然坚持跑步，坚持画画，坚持写日记，写下每天让我觉得快乐的小事。直到现在，我的抑郁症再也没有回来！

与抑郁症斗争是一场漫长又艰难的旅程，有很多人跟嫣然一样，曾经穿越或正穿越这条布满荆棘的道路。在跋涉途中，会被荆棘刺伤，会跌倒疼得钻心，或许会觉得连呼救的力气都没有，但是，一旦你开始不甘于命运，开始有了回到光明的渴望，开始直视黑暗和脆弱，你的内心将会爆发出巨大的潜能。谁说抑郁症患者软弱无能？谁说抑郁症患者就该衰败凋零？抑郁症患者只是身体负伤，因此走得艰难，走得缓慢，但伤口可以自己包扎，伤口也可以自己愈合。我们可以让自己成长，可以给予自己力量，也可以在自我疗愈中获得重生。

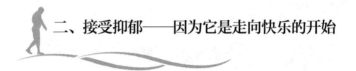

## 二、接受抑郁——因为它是走向快乐的开始

抑郁症，就像一个晴天霹雳，让原本阳光明媚的天空瞬间变得乌云密布，让原本多姿多彩的生活瞬间走到了凋零衰败的边缘。得知自己患上了抑郁症，生活发生了180度的大转弯，很多患者刚开始时都无法相信，无法接受，更无法面对自己已经患上抑郁症的事实。像上面案例中的嫣然一样，为了证明"我并没有患上抑郁症"或者"害怕别人知道自己的病情"而拼命地学习、工作，拼命地参加各种各样的聚会，只是为了通过表面的疯狂掩饰真实的自己。

当夜深人静，没有疯狂的工作，没有聚会上闪烁的灯光和吵闹的音乐时请你问问自己，你是否真的那么开心？你是否真的能用欢笑的面具赶走内心的痛苦？如果没有，你何不卸下伪装，接受真实的自己，接受不断出现的不良情绪？

当患者得知自己患上了抑郁症，或许是因为恐惧而不愿意面对现实，害怕一旦走进那个黑洞就再也走不出来。其实从患上抑郁症的那一刻起，就已经处于那个黑洞之中了。不接受和不相信，就像蒙住自己的双眼，脑海中却拼命告诉自己不可能掉进这个黑洞，最后可能站在原地一动不动，甚至因为对黑暗的恐惧越陷越深，对抗往往会消耗更多的精力。当你睁开双眼，当你开始窥视这个黑洞，当你开始带着一颗战战兢兢的心往前走，你才会慢慢明白这个黑洞到底是什么样，知道要如何呼救或自救才能走出这里。

或许一些患者担心被误解，担心自己跟别人不一样。就算没有患上抑郁症，我们依然跟别人不一样。抑郁症不过是一场心灵的重感冒，是生命里意外出现的一个不速之客。或许你会大大方方地承认自己有高血压、有心脏病，然后去接受治疗，去安排自己的生活。那么因为生活的打击、创伤或者大脑激素的变化，使你崩溃，而让你不幸患上的抑郁症，也是一个普通得不能再普通的疾病，若你承认它，直视它，勇敢地向他人和自己宣告你要与抑郁症斗争到底，也许你收到的不会是冷漠的目光和歧视，而将是热切的期盼和为你的勇气而响起的掌声。

治疗抑郁症，就像接受外科手术，首先要承认自己已经身负重伤，才有可能看清这个伤口，包扎它，缝合它，最后让它愈合。抑郁症是一场负能量的狂风暴雨，虽然每个人都需要正能量来给予自己力量，但有时我们也需要接纳负能量。人不可能时时刻刻生活在灿烂的阳光下，对正常人来说，心情会低落，情绪会失控，更何况是对于大部分时间都被负面情绪困扰的抑郁症患者。越是掩饰，越是寻找证据来证明自己没事，疾病就会被压抑得越深。这样的压抑像一根弹簧，当你再也没有力气隐藏，当你用尽一切办法却发现压力始终挥之不去，当越来越多的恐惧和焦虑积压在内心，这根弹簧便会激烈地弹跳起来，把生活推向崩溃。

有人说过："人生的最高境界是接受一切"。当你不再压抑情感，不再害怕黑暗，才能重新控制情感，才能用清晰的思路去寻找走出黑洞的路。放轻松，直视它，了解它，拥抱它。是的，我感到难过、悲伤、痛苦、绝望、无助、迷茫、没有希望、没有意义，但那又怎样，我允许自己体验这些感受。如果不能让抑郁症这位不速之客立刻消失，那就与它和平共处，在坦然面对之后，慢慢积累能量，一步一步走出来。

## 三、源自内心的快乐渴望——远离抑郁的动力

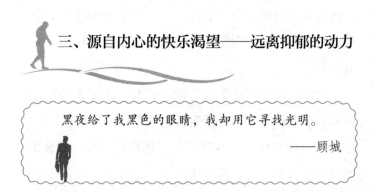

> 黑夜给了我黑色的眼睛，我却用它寻找光明。
>
> ——顾城

秦先生，今年36岁，曾经患有中度抑郁症，而如今的他意气风发神采奕奕，他大方地分享了自己与抑郁症抗争的经历："我33岁的时候被确诊为抑郁症，那时我刚从国外进修回来，正处于事业的上升期，家庭幸福和睦，有一个2岁的女儿，所以我根本不相信自己患上抑郁症。在患抑郁症的那段时间，不仅情绪极为低落，我还经常呕吐，不止一次肠胃炎发作，吐到整个人晕头转向。但那个时候，我总觉得家里还有妻子和女儿，我不能因此离开她们，我心里只有一个信念，就是我要好起来，我主动地找到了一个学医的朋友，他带我去了精神科，后来我听说看心理医生也可以帮助我，于是我就一边按时吃药一边看心理医生。我买了很多关于抑郁症的书来看，实在没精力看的时候，我就会让妻子帮我看，寻找一些对我病情有帮助的方法，跑步、听音乐、冥想我都试过……现在我已经好了，去医院复查医生说我没什么问题了。回头看看自己的那段经历，真的是不敢相信自己能从地狱里爬出来，或许是当时我一定要好起来的愿望太强烈了，这个想法支撑着我走出抑郁症，如果我当时缺少意志力，破罐子破摔，可能我永远都走不出来"。

抑郁的时候，我们对这个世界的埋怨和敌意会被放大，或许是因为儿时的创伤，或许是因为生活的不公，我们莫名其妙地就被困在了抑郁的牢笼里。因为不知所措，因为遍体鳞伤，自然就把自己当成了受害者。一些抑郁症患者正是被受害者的角色紧紧套住，"因为我不快乐，因为我脆弱，因为抑郁症不是自己的错，所以只能在原地打滚，只好等待外界的救赎，只有期待别人来为我负责"。

或许抑郁症会带来一些"额外的好处"，如获得更多的同情和关注，别人与你相处时小心翼翼，对你呵护备至，甚至你因此可以不去工作、不去学习。在享受所有人都努力救赎自己的感觉时一天天堕落下去，时间越久，站起来的感觉就越陌生，就越不知道自己该如何走出抑郁症，日积月累的无助和迷茫像一根根绳索，让双手双脚被紧紧捆住，将自己牢牢绑在黑暗的牢笼里。

作家毕淑敏曾经说过，一个人躺在地上，如果他不想起来，那么十个人也拉不起来他，即使起来了也马上会趴下。抑郁症也一样，走出抑郁症不是不可能，只是看你愿不愿意走出来，如果自己放弃努力，放弃对光明的渴求，外界的一切努力都是徒劳的。

一枚鸡蛋，从外打破是食物，从内打破才是生命。还未长出翅膀的雏鹰，唯有内心渴望在蓝天翱翔，才会长出丰满的羽翼。一位沉溺于网络的少年，唯有真心醒悟，才会迷途知返。的确，抑郁症的发生有各种各样的因素，任何人都不会主动选择让自己接受炼狱般的考验，但痛苦在自己身上，希望在自己手里，如果自己不愿意走出，又有谁能一直拽着你前进？

　　一切的光明，都源自内心的动力。从自愿并有动力地走出抑郁症开始，接下来的事情就是带着力量寻找出口。

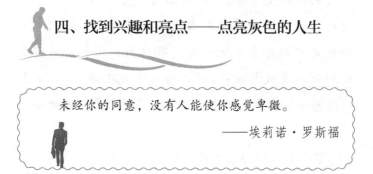

## 四、找到兴趣和亮点——点亮灰色的人生

> 未经你的同意，没有人能使你感觉卑微。
>
> ——埃莉诺·罗斯福

　　有人曾经做过一个有趣的实验，请来一批人，告诉他们会有非常专业的化妆师在他们脸上画上一道瘢痕，让他们带着脸上的瘢痕去应聘一个职位。整个化妆的过程，参加实验的人是不能看到自己被化成什么样子的。只有在化妆结束之后，化妆师才会让他们拿起小镜子看看自己脸上的"瘢痕"。看完之后，化妆师便说自己要再给他们补补妆，其实是将刚刚画好的瘢痕擦掉，但参加实验者自己却看不到，"补完妆"之后，参加实验者仍然以为自己脸上有瘢痕，就这样去应聘。结果发现，绝大多数的人在应聘时，说话吞吞吐吐，显得非常没自信。面试官问到他们，自己身上最明显的缺点是什么，大多数人都回答"自己脸上有伤疤"。

　　还有一个小故事，一位小女孩，有一天她的妈妈给她买了一个非常漂亮的发卡，小女孩便带着这个发卡高高兴兴地出门买面包了。来到面包店，店里的老板夸赞她："你今天看起来更加可爱了！"小女孩指着头上的发卡说："因为我有了一个新发卡。"连续好几天，小女孩都到面包店里买面包，每次来买面包老板都会夸赞她一番。有一天，小女孩依旧准时到来，老板却说："你不带发卡也很漂亮"。小女孩疑惑地摸摸自己的头，这才发现发卡在她来的路上丢了。

　　很多抑郁症患者心里都住着两个人，一个渴求光明，一个黯淡消沉，他们似乎永远都不可能握手言和。抑郁症是一次又一次指向自我的惩罚，患者常常因为自己患有这样的疾病，或因为总是出现消极情绪而责怪自己、讨厌自己。"你怎么这么没出息？""你怎会如此不堪一击？""我感觉到痛苦，但我享受痛苦的过程，因为我不配得到幸福。"这些是患者经常对自己说的话。然而每一次的自我指责，都让患者消耗大量能量，削弱对生活的掌控感，失去感受美好的能力。

　　抑郁症患者悦纳自己的方式可以是记录每天的进步，也许是听一首喜爱的歌，也许是做一道美味的菜，也许是放声大笑几秒，这些都是抑郁症斗争日子中的累累硕果。记录生活里一点一滴积极的进步，你会感受到自己是在真实地改变着，努力着，在刻画每一个走出抑郁的脚印。

你不是圣人，无法事事做到圆满。你不是超人，无法每时每刻冲到前线救赎整个世界。每个人都不能做到完美，每个人都会犯错。最怕的不是被大雨淋成落汤鸡，而是天未下雨，你却先浇湿了自己。好与坏都来自于内心。不能悦纳自己的人，每天都在和自己争吵辩论，在频繁自我否定中感受巨大的压力，产生强烈的挫败感和自责感。我们应该成为思想和情绪的主人，而不是俘虏。那些经历过的痛苦和磨难、不完美和遗憾不是我们用来责怪自己、伤害自己的利器。费尔巴哈曾说："你的第一个责任，就是让自己幸福。"悦纳自己，便是那个美好的你与那个残缺的你握手言和。学会接纳自己的好与不好，用悲悯和怜惜之心接纳自己，才能用博大的胸襟和豁达的心态面对生活对你的刁难。当你真正懂得与自己和解，当你真正懂得宽容自己的不美好，你的世界才会和平。放下对自我的惩罚和伤害，放弃与自己对抗和争吵，我们才能变得宽容，疗愈才能真正地开始。

## 五、放下过去的包袱——轻松走向快乐的未来

> 一切都是暂时的，一切都会消逝。一切逝去的都会变成美好的回忆。
>
> ——普希金

  小苏，今年28岁，是一名家装设计师。一年前，她刚刚从抑郁症的泥沼中挣脱出来。小苏7岁的时候，她的父亲就去世了，10岁时，母亲再婚，继父有一个上高中的儿子，比小苏大6岁。那时母亲跟继父常常在外工作，只有她跟哥哥在家。哥哥是个"小混混"，总是在母亲和继父不在的时候欺负她，打她，还非常凶恶地威胁她，如果把这些事情告诉家长就要打她。小苏记得非常清楚，有一次，哥哥因为在学校受了委屈回到家里就用酒瓶砸她，把小苏的头打到流血，还把母亲留给她的零用钱抢走了，直到母亲回到家，看见流血不止的小苏才把她送到医院。没想到这件事情过后，继父护着哥哥，妈妈也不了了之。小苏从那时开始觉得自己是一个没有人疼的孩子，连自己最亲近的妈妈都不愿意保护她。从小生活在哥哥这个"恶魔"的阴影下，母亲对继父唯命是从，童年的创伤在小苏的心里埋下了一根刺，这根刺时不时就会冒出来扎得她生疼。

这是小苏在回忆自己抑郁症经历的时候说的一段话："我看过心理医生，我知道我的抑郁症一定跟我童年的经历有关，这段经历就好像是我脸上的一块黑斑，就算我化上再浓的妆，这块黑斑依然在我脸上，我一直放不下过去。但是随着抑郁症越来越严重，黑暗和光明两者的抗衡在我的生活中越来越激烈，或许是我仍然保留着对光明的渴求，我开始明白，既然我的抑郁症跟曾经的创伤有关，为什么我不放下它们呢？如果我放下它们，我是不是有机会获得重生呢？对于当时患有抑郁症的我而言，放下过去说起来容易，但的确不是一件轻松的事情，那些经历不是说放下就能放下的。我开始有意地远离那个家，避开哥哥和继父，跟妈妈的联系也少了一些，我发现一段时间后，我好像轻松了一点，我的情绪也没有之前那么糟糕了，可能是远离家庭以后，就会很少想起过去的事情，受到的影响也小了很多，但是我知道，我要真正放下过去，还有一段路要走，我愿意给自己多一点时间，真正地放下那些创伤，治好自己的抑郁症。"

生命不总是顽强的，成长的过程就是使尽浑身解数从一片荆棘中挣扎出来，这免不了划伤肢体。成长是一步一步接近阳光，但也有猝不及防的电闪雷鸣把生命摧残得体无完肤。

一个个沉寂的夜晚，最清晰的是秒针的滴答和胸腔里的心跳。还是会想起，曾经那个蜷缩在角落，渺小无力的自己，背影疲惫，步伐沉重。每次想起，依然像一根刺，扎进心脏，是隐隐的钻心的痛，像一首低吟的音乐，在耳旁不断响起，牵动每一根神经，扰乱了每一缕思绪。过去，不是说放下就能放下，就像运动员举重，无论举起还是放下杠铃，都需要力量。

伤痛分两种，一种是当下之伤，一种过去之痛。一位智者曾说："喝茶只有两个动作，一个是拿起一个是放下，人生便如一杯茶，在慢慢品尝的过程中，也只有拿起和放下"。夫妻吵架，如果总是翻出陈年旧账，埋怨越积越多，要什么时候才能吵完？若放不下过去的伤，就像在身上背了一个雪球，越滚越重，自己也就越痛苦。不知你是否有过这样的经历，随着时间的推移，曾经觉得十分痛苦事情，现在看起来并没有什么了不起，反而会疑惑当时的自己为何要费尽心思地纠结于此。

过去的伤疤总是在疼，可能是因为你一次又一次地揭开它，每一次揭开，伤口又加深一点。患抑郁症的人，或多或少都有一些刺痛心灵的伤，他们总是习惯于回忆那些痛苦的经历，就像自己不知不觉地被吸进痛苦回忆的漩涡里，无法挣脱。放下，说起来很容易，但真的到放下的时候，就等于放下了之前所有的人生基调，在痛苦中成长起来的生命，从没有近距离接触过幸福的样子，放下痛苦就意味着要去寻找一个新的人生剧本，重新摸索演绎的方式。改变，必定是痛苦的，这也是很多抑郁症患者不断纠结于过去创伤中的原因。

如果过去的包袱越来越重，压得你喘不过气，步履艰难，这时你是否还会坚持抱着这个沉重的包袱继续前行？问问自己："我还要这个伤痛持续多久？那些痛苦要积累到什么重量，我才肯放下？"诗人威廉·布莱克说："有时候，遗忘是一种最大的幸福。"每一秒钟，都是一个崭新的开始，每一段过去的光阴都是既定的历史，抛开那些陈旧的故事，才能步履轻盈地把下一段人生轨迹走得不一样。忘记是一种解脱，放下才会修补你已经疲惫不堪的心，毕竟，明天才是我们的方向，明天的事才是我们最应该关心的事。

当然，生命中总有一些难以忘记的事，或美好或煎熬，每个人都很难把回忆生生抹去。我们来做这样一个练习，请一个人阅读下面的指导语，你跟随指导语，闭上眼睛尽情想象。

现在有一个密闭的盒子，只有你自己能打开，请尽可能地想象出这个盒子的形状、大小、纹理、质地。它的锁可以是一把普通的锁，也可以是一个密码锁，但无论如何只有你才有打开它的钥匙，只有你才知道打开它的密码。

现在请你想象一个令你感觉到安全的地方，可以是一个仓库，可以是一个海岛。请尽可能地想象这个地方的每一个细节，如果你认为这个地方还不够安全，你可以自己添加一些东西或改变一些场景让它变得更安全。

把曾经的秘密和伤痛都想象成一个光盘或录像带，光盘和录像带的样子都按照你自己的喜好设定。现在尝试着把光盘或录像带打包，你可以在它的外面多包裹几层胶带，直到你认为安全为止。

将你打包好的光盘或录像带放进这个盒子，把盒子锁上，你还可以反复检查这个盒子是否已经密封好了，钥匙是否已经保存好了，或者密码是否安全，检查好之后，请把这个盒子放到那个让你感觉到安全的角落。在平常的生活中尽量不要打开它。

过去的伤痛也许已经伴随你很长一段时间，立刻忘记过去、放下伤痛，的确是一件困难的事情，不知你是否愿意让它们静静躺在盒子里，带着平静的心慢慢疗愈自己的伤口。放下伤痛的时候，也让阳光轻轻地打在你的脸上，温暖又轻柔。把阴霾化成一缕青烟，消散在时光里。

每一份痛苦都是成长中坚实的脚印，都有它的意义。有一天，回头看看走过的路，每一个脚印，希望那时你看到的它们，都变成了上天的馈赠。生命何以变得强大，或许是要我们学会经历那些刻骨铭心的摸爬滚打。放开自己，生活才会放开你。

# 六、学会休息与放松——另一种形式的前进

真正的闲暇并不是什么也不做，而是能够自由地做自己感兴趣的事情。

——萧伯纳

小博进入公司工作已经有两年的时间了。与小博同一批进入公司的新人中小博是最努力、业务能力最强的，连续4个月，小博都拿到了公司的销售冠军。公司领导非常看好小博，对他寄予很高的期望，小博因此越发努力。但在这个时候，小博的父亲患上了严重的肾衰竭，小博不得不请假回老家照顾父亲。父亲的重病、生活的巨大压力，还有事业上的影响给小博造成了严重的冲击，小博的身体越来越支撑不住了，情绪也非常不好。小博在家照顾父亲一段时间后，父亲不幸去世了。小博从小跟父亲关系非常亲密，所以这也给小博造成了巨大的打击。父亲去世以后，小博像变了一个人一样，比从前更加疯狂地工作。就算有时候整夜睡不着觉，他也会拖着疲惫不堪的身体早早赶到公司工作。小博的性格似乎也发生了很大的改变，从前那个谈天说地、嘻嘻哈哈的小博不见了，他变得越来越孤僻，整天愁眉苦脸。小博似乎变成了一个不知道休息的工作狂人，甚至

连吃饭的时间都没有。有一次，小博在办公室里加班晕倒了，被同事送到了医院，经过全面的检查，发现小博已经患上了抑郁症。

小博说："我当时不知道抑郁症需要进行科学的治疗，我以为只要拼命地工作就能够把我的抑郁症压下去。可是每当我一个人的时候，怎么也开心不起来，我感觉我快要被这种感觉啃得连骨头都不剩了，我觉得我就是一个废人，连自己的情绪都控制不了，我只有在工作的时候才能觉得自己还没有完全消沉下去，在工作中找到一点点的存在感。但是我的工作效率也没有从前高了，无论怎样努力都觉得非常吃力，疯狂的工作并没有让我的抑郁症好起来，身体的疲惫反而加重了我的抑郁情绪，直到我晕倒进了医院，我觉得我不能再这样了，我需要靠正确的方式帮助我走出抑郁症"。

有很多像小博一样的抑郁症患者，在自己患上抑郁症后，非常明显的自责感和自罪感就冒了出来，觉得自己做什么都不行或者不愿意面对自己患上抑郁症的事实，于是就拼命地工作，拼命地做家务活来证明自己没有被抑郁症打垮，只有在这个时候，心理上才会感觉好一些，似乎并没有被抑郁症完全打败。拼命工作或者玩乐，虽然让患者表面上看起来并没有被抑郁症打倒，但实际上他们已经变成了充满气体的气球，随时都有可能崩溃爆炸。抑郁症患者不光情绪非常低落，身体也处于非常疲惫的状态。身体是灵魂的栖息地，在灵魂受到摧残和折磨的时候，是不是更应该爱护它的家园？若整日顶着巨大的精神压力和糟糕的情绪忙于处理繁杂的工作，忙于疯狂玩耍，忙于应付生活，那个真正脆弱的自己又如何能分得一点时间来疗伤？何时才能走出精神的泥潭，从抑郁的情绪中突围？

有一些抑郁症患者常常会想："自己生病了，那就应该好好休养。"同时也困惑："怎样休息才会尽快恢复？"休息对于抑郁症患者非常重要，放慢生活节奏也不是意味着要完全放弃自己的生活、什么都不做。休息并不是一种压力，只要明白自己身体的极限，保持基本生活节奏，学会适当放松，合理安排、规划自己的生活，做一些健康的、自己喜欢的事情，在悠闲的生活中，让紧绷的神经和巨大的压力逐渐得到释放，就可以达到放松、休养的目的。在心情郁闷时，不要因为害怕自己又被抑郁情绪控制而寻找一些极端或让自己非常疲惫的方法来"吓跑"抑郁症，不要试图使用酒精或药物来帮助自己找到快乐的感觉，这些方法都是暂时的，过后身体状况会越来越糟糕，跌进更加黑暗的深渊。调节好自己的生活节奏，保证规律地生活，在情绪不好的时候听一听音乐，做一做放松训练，都能够帮助患者平复心境。

当你不再拖着疲惫的身躯，当你不再紧逼自己，当你不再用疯狂的方式来证明自己拥有强大的力量来同抑郁症厮杀，此时你的身心都会处于一个放松的状态，对疾病的恢复是极有好处的。患者在放松的生活状态下会更容易发现从前不曾留意的东西都变得如此美好，星空更加浩瀚静谧，月光更加富有诗的色彩，会发现缓慢的脚步是如此舒适悠闲，生活的美好也在这段时间里慢慢展现出来。

放松是一种淡然逍遥的生活方式，是一种悠然自得的生活态度。放慢脚步，远离喧嚣和吵闹，近距离接触清新的空气和鸟语花香，让心灵做一个深呼吸，或许你的世界会因为改变了生活的速度而变得别有一番味道。

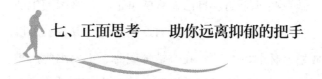

## 七、正面思考——助你远离抑郁的把手

蒋老师曾是一所大学中文系的老师，退休之后，他跟老伴在家里带孙子。最近蒋老师越来越觉得生活枯燥，没什么意思了，他非常怀念那段在教室里饱含激情地给学生讲课，下课后被学生环绕解答问题的时光。蒋老师从前是一个儒雅沉稳的人，平常话也不多，但是最近蒋老师变得越来越挑剔，生活中的小事也不放过。老伴做的饭咸了淡了，孙子玩闹声音吵了，邻居跟他开玩笑说了一句无心的话，他都要抱怨好半天。蒋老师的生活似乎充满了埋怨和消极。最近，蒋老师感觉自己的心

情非常不好，于是去看了心理医生，原来蒋老师患上了抑郁症。

由于蒋老师年纪较大，有比较严重的胃病，在咨询了精神科医生后，蒋老师和他的家人担心他受不了抗抑郁药物的不良反应，于是蒋老师决定要靠自己的力量走出抑郁症。在蒋老师患抑郁症期间，老伴常常说他"像变了一个人，以前那么宽容大度的人现在怎么变得这样挑剔、刻薄？"这句话好像敲醒了蒋老师，他也慢慢意识到自己的性格发生了很大的改变，从前那个懂得享受生活、感受美好的人哪去了？虽然抑郁的情绪让他非常苦恼，但蒋老师仍然下定决心想要找回从前的那个自己，他说："在患病期间，我发现自己的生活好像完全变了一个样子，从前那些多姿多彩的事情在一点一点地消失。对于跟我一样患有抑郁症的人而言，在抑郁情绪到来的时候，我们会自动地屏蔽掉那些美好的事物，或者对任何事情都是朝不好的方向看齐，在不知不觉中让自己的不良情绪更加严重。所以，在对抗抑郁症的日子里，我最大的感悟就是坚持积极的思维方式。虽然及时意识到自己脑海中消极的思维方式并做出改变是非常困难，有时候非要改变这些思维方式也会让我觉得特别不舒服，但我知道，消极的思维方式对我没有任何好处，所以在自我疗愈抑郁症的过程中，我一直坚持正面思维。一件事情，就算令我感觉到非常不舒服，在我把不好的情绪发泄出来或冷静下来以后，我会把积极的一面都一条一条写下来，随时提醒自己，是不是需要改变思维方式。每天这样的事情有很多，那些消极的想法包括看待自己的、看待别人的，在开始时，想正面思考也不是非常顺利，但是一段时间后，这种方式确实能缓解我的不良情绪，一点一点地擦掉忧郁情绪给生活蒙上的尘土。"

美国心理学家伯恩斯说："打败抑郁，真正要从认知上改变自己，这是抑郁最难也是最后的一关。"坚持正面思考在抑郁症患者自我疗愈的过程中是重要的一步。正面思维，不等于压抑自己的情绪，而是通过积极的思维方式，以乐观的心态来看待自己、看待生活。通常我们拥有什么样的想法，我们就会从生活中寻找各种各样的证据来证明这个想法，负面思维会导致我们总是看到事情不好的一面。抑郁症患者有各种各样自动的消极思维方式，这些不良的思维方式往往又会引发抑郁情绪，导致恶性循环。抑郁症患者坚持正面思考并不是一件容易的事，通常在坚持正面思维的过程中，患者内心充满了纠结、矛盾与痛苦，就好像两个小人儿在心里争吵，每个人说的都有道理，不知道听谁的，这时患者很有可能在不知不觉中被负面思维打败，再次陷入悲观沼泽中。

积极的思维方式是可以慢慢培养的，可以将正面思维融入生活里。说话时，尽量使用正面语言，在气馁时为自己打气加油，多看一些励志的文章和电影，跟一些积极向上的朋友相处，让他们的正能量来感染你，记录生活中的一些小乐趣，这样意外出现的快乐会把你的注意力从不良情绪上转移开，也能帮助你把握当下，缓解疲惫感。让生活持续幸福的秘方，并不是每时每刻都给自己惊喜，而是在平淡的生活里，找出那些如星光般散落的幸福，汇聚生活里的小光芒，也能照亮幸福之路。看到事物积极的一面、保持心胸豁达的人才是生活的强者，这样的人就像一块太阳能电池，他们总是能够吸收生活阳光，把一切正能量变成自己前进的动力。这样的人是幸福的，在遭受磨难时，也能提醒自己扎根于快乐的土壤，拥有正面的力量就不会手足无措，会带着坚定的脚步一路披荆斩棘。坚持正面思维，我们不至于看不到前路、对未来迷茫，不至于对自己丧失信心，也不至于在无力和沮丧的情绪中迷失自己。坚持正面思维，也能帮助我们在遇到挫折时，清晰并迅速地寻找应对方式，把命运掌握在自己手里。

使用积极的思维方式，在与别人交往的过程中也会不知不觉地将正能量传播出去，一双发现美好的眼睛，一颗感受温暖的心灵，一份快乐的心情，像一阵玫瑰的幽香，给身边的人带来美好的享受。当你看到身边的人因为自己而感动，化开脸上的愁容，自己也将获得一份动力、一份自信。

当你明白，生活就是这么五味杂陈，有苦就会有甜。当你看到，生命是延绵的山脉，有起就会有落。当你知晓，心灵是一片天空，有电闪雷鸣也会阳光灿烂。当你用正面的思维回首看自己的经历，眺望还未到达的远方，你会发现一点一滴感动和美好会为你积蓄足够的能量，带你一步一个脚印地走出抑郁。

## 八、行动起来——助你远离抑郁的起搏器

　　菲菲两年前患上了抑郁症，通过心理治疗已经好了很多。但是最近，菲菲被公司调到外地工作，调动工作后，身边没有熟悉的人，她听不懂当地的方言，不习惯当地的饮食，加上她的性格本来就内向，也不愿意把心里的话跟身边的同事说，所以菲菲感觉到非常不适应，也觉得很孤单。菲菲买了一条小狗，回到家后，菲菲就与小狗为伴，但有一天，菲菲上班没有锁好门，小狗自己跑出去了，菲菲到处寻找，始终没有找到，菲菲觉得非常痛苦。这只小狗就像菲菲在一个陌生城市中唯一的伙伴，每天回家看见小狗在自己脚边跑来跑去，菲菲觉得孤单的生活也有了一些色彩，但是现在小狗丢了，再度陷入孤单的情绪中，从前那种抑郁的体验似乎又回来了，每天晚上都难以入睡。她及时去医院就诊，但菲菲对抗抑郁药物的不良反应非常抵触，怎么都不愿意服药。菲菲想起曾经的

心理咨询师告诉她："如果抑郁症不是非常严重，做一些感兴趣的事情，别让自己整天无所事事沉沦于悲伤情绪"。

社会上正在流行十字绣，菲菲从小也非常喜爱手工，于是，菲菲就在网上买了很多材料，闲在家里的时候就拿出来绣，虽然一幅十字绣要花上很长一段时间才能绣完，但是在绣的过程中，菲菲的注意力都在自己喜欢的事情上，不好的情绪也没那么明显了。后来，菲菲看一些人把自己的十字绣放到网上卖，她也尝试开了一个网店，卖自己绣的十字绣作品。没想到，她的作品在网上很受欢迎，还有人预定她的作品，这不仅给菲菲带来了不错的额外收入，也增加了她的自信心。看到自己亲手做出来的东西被别人喜欢、欣赏，菲菲也逐渐感受到了生活的美好，一段时间后，菲菲走出了抑郁的低谷。

在遭受抑郁症的侵袭之后，一些患者立刻就被抑郁症乌云压顶的气势吓坏了，好像自己已经失去了掌控生活的能力。或许是太多负面的情绪让生活瞬间陷入了黑夜，在黑夜里抑郁症这头怪兽才显得更加神秘。如果你能鼓起勇气去摸一摸它的棱角，去看看它的模样，认清它的本质，积极对抗它，抑郁症其实并没有那么可怕。

当你陷入抑郁情绪中，寻找一些自己愿意做的事情，生活中总有一些小事，看起来微不足道，但只要坚持下来，它们的力量也不可小觑。这些小事能够帮助我们维持合理的生活节奏，增加对生活的掌控感，防止掉进抑郁的沼泽中无法自拔。抑郁症不是非常严重的患者，可以周末约上三五好友，到健身房里做一些适量的运动，可以每天早晨起来，伴着清晨的阳光为自己准备一顿美味的早饭，可以背上画具去户外尽情描绘自己的世界，也可以像菲菲一样，做一些小手工，欣赏自己的艺术品。总之，只要能帮助改善情绪的小事都可以尝试，在进行这些活动过程中，注意力会不知不觉地转移到自己当前所做的事情中来，抑郁情绪便不再那么刺眼。一天一天坚持下来，你就会有一种收获的感动和喜悦。集腋成裘，聚沙成塔，这些对情绪有益的小事会慢慢拧成一根结实的绳子，无形中带领你走出抑郁的幽谷。

## 九、学会微笑——助你远离抑郁的引擎

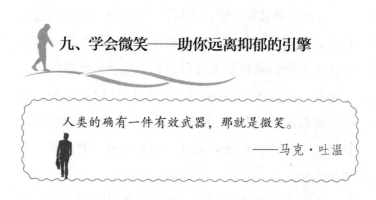

> 人类的确有一件有效武器，那就是微笑。
>
> ——马克·吐温

小谭去年成功地从抑郁症中走了出来。这是小谭与

我们分享的一段康复心得："回头看看那段疲惫不堪的日子，我最大的收获就是要学会微笑。我知道对于一个患有抑郁症的人而言，'微笑'是一个多么陌生的词汇，也是一件多么艰难的事情。但我不得不承认那段时间里，学会微笑确实给了我很大的力量。我有着大多数抑郁症患者都有的毛病，就是总是看到这个世界的不好，觉得这个世界对我不公平，别人对我也是排斥的。但有一次，我偶然看到了一句话'生活就是一面镜子，你怎样对待它，它就以怎样的方式回报你'，这句话像点亮我脑海的一盏灯，我开始意识到或许我可以做些什么来改变自己的状态。每天早晨起来，无论我精神状态怎样，我都先对着镜子笑一笑，当我看到自己对自己微笑，我觉得自己好像也没那么糟糕。然后我开始用微笑来帮助自己锻炼人际交往，在路上碰见认识的人，我也不再愁眉苦脸假装不认识，哪怕不说话，我也会点头笑一笑，后来我惊喜地发现，别人并没有像我想象中那样讨厌，他们给我回馈了微笑和真诚。再后来，只要我遇到什么想不通或者放不下的事情，我都先笑一笑，告诉自己放轻松，然后再去面对这些令人心烦的事，刚开始的时候这确实有些困难，但坚持了一段时间之后，我发现自己也有了一些对生活和对疾病的掌控感，治疗抑郁症的信心也是在这个过程中一点一点增加起来的。"

虽然自古以来就有"喜怒不形于色"的说法，但是近年来的研究表明，微笑是很多疾病的良药，如果坚持微笑，很多疾病会得到缓解。心理学研究表明，笑是人类的本能，是与生俱来的正能量。

微笑能够帮助我们缓解压力，美国心理学学者研究显示，面带微笑的人，心率下降得较快，压力减轻的速度也较快。大笑时，人体中内啡肽和生长激素的含量会增加，内啡肽可以起到缓解抑郁的作用，而生长激素有提高免疫力的作用。微笑能帮助人体降低血压，缓解一些压力激素对大脑细胞的损伤、增强记忆力。另一项有趣的研究发现，爱笑的人寿命较长，爱笑的人平均寿命比不爱笑的人长7年。正处于抑郁情绪中的人会想"可是我就是不开心，笑不起来，怎么办呢？"美国《每日公报》健康专栏的作家认为，强迫自己笑起来对健康也有好处。

我们总是听到这样一句话："爱笑的人运气都不会太差"，这句话并不是没有道理。笑声的感染力极强，当人们听到笑声时，大脑中负责笑容的区域会自动做出反应，让我们产生发自内心的微笑。笑声能够很容易地感染周围的人，是人与人之间建立良好关系的有力武器。当我们对别人微笑，别人也会对我们报以同样的态度，在这个过程中，我们自然会感受到来自他人的关心和爱。美国的研究数据显示，不爱笑的女性离婚率相对较高。

有一位诗人曾说："你可以拿走我的面包，可以拿走我的空气，但别带走我的微笑"。微笑是生活的必需品，没有微笑，你如何接受来自这世界的温暖？没有微笑，你如何感知自己内心潜藏的力量？没有微笑，你如何在沉闷的黑夜里为自己点亮一丝微光？没有人能哭丧着脸看见盛开的鲜花、浩瀚的星空和辽阔的山川。你微笑时，那双弯成小桥的眼眸，才能带你看到明天的美好，停留在脸上如花的笑靥，才会溢出解救自己的能量。每天给自己、给生活一个微笑，终有一天你会看到，这个世界将回馈给你一弯笑眯眯的月牙。

## 十、化茧成蝶——抑郁与成长如影随形

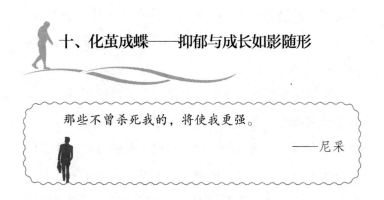

那些不曾杀死我的，将使我更强。

——尼采

　　抑郁症虽然不是一件自豪的事情，但也绝不是一场羞于面对的噩梦。对于正在经历或已经经历过抑郁症的人，抑郁症只是生命里一次与黑暗的近距离接触，只是一场有些痛苦有些挣扎的邂逅，然而所有的邂逅都是成长的机会，而这些成长的机会终将变成宝贵的财富。

　　和抑郁症相伴的日子里，不只有纠结与绝望，在这个过程中，或许你也有一些美好的体验。一位抑郁症患者曾经说过："在那段时间里，我好像更加敏感了，似乎空气里的腥味，微风拂过脸颊的微凉，枫叶下落的轨迹我都能感觉到。我常常问身边的人，他们是不是也有这样的感觉，他们都说没有。可是我就是能感觉到，但我喜欢与别人不一样。"夜越黑，星光才越明显，也许正是因为抑郁症，正是因为这一缕穿插在生命里的忧伤，你才会贴近这个世界，看到别人看不到的小细节，更专注地感受生活。每一朵花开的声音，每一片树叶的脉络，每一滴露珠闪烁的微光，在你的世界里都变得如此清晰。抑郁症好像让你有了一种"超能力"去打开另一扇看待这个世界的窗，去发现那些细微的美好。

　　抑郁症的经历，或许也给你注入了善的能量，让你不愿看到伤心，愿意倾尽所有换取世间的一切美好。正是因为有过钻心的疼痛，才会明白幸福的可贵，才会包容一切不完美。或许，你曾经因为抑郁症而孤单蜷缩在角落里，深夜独自听着时钟滴答滴答的响声，抑郁症让你放慢了脚步，你才能在一瞬间贴近自己的内心，拥有了跟自己说话的机会，慢慢地感受思维在脑海里流动的感觉，重新思考自己是谁，思考生命的方向，这个过程虽然痛苦，但却是促使你改变的强大动力，让你明白生命在破裂中重生的痛楚和欣喜。抑郁症是一条狭长的巷子，你独自从黑暗的角落走来，你慢慢学会了一个人征服软弱、征服恐惧，学会了鼓起勇气把自己打碎又荣耀地涅槃、脱胎换骨地回归。

有时，抑郁症是一笔财富，是一次找回自己的旅行。是抑郁症让我们明白了生命的宝贵和无常，是抑郁症让我们挽救了迷失的自我，也是抑郁症让我们体会了置之死地而后生的感觉。请感谢那些同抑郁症一起走过的日子，正如泰戈尔所说："世界以痛吻我，我回报之以欢歌。"

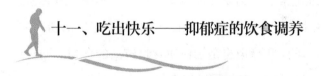

## 十一、吃出快乐——抑郁症的饮食调养

抑郁症患者长期处于抑郁的情绪中，加上常常遭受失眠的困扰，身体状态也会受到严重的影响。这个时候，调整饮食可以起到改善症状的作用，并且大脑内的一些"快乐激素"，如多巴胺、5-羟色胺的分泌都与饮食有关。下面是给抑郁症患者的一些饮食建议。

### 1. 多吃高蛋白食物

蛋白质是人体所需三大营养物质之一，蛋白质摄入不足会导致体能下降和情绪低下。蛋白质在人体内会被分解为氨基酸，而氨基酸是很多"情绪稳定剂"的必需物质，例如血清素是人体内的天然抗抑郁物质，它的形成与色氨酸（氨基酸的一种）有关。蛋白质含量越高的食物，色氨酸的含量也越高。

有研究显示，鱼肉容易消化，也含有丰富的维生素和矿物质，如镁、钾、钙。鱼肉和蛋类中含有一种脂肪酸，能起到预防抑郁症和提高学习能力的作用。经常吃鱼的孕妇患上抑郁症的概率比不吃鱼的孕妇小，经常吃鱼的日本人患抑郁症的概率也比不经常吃鱼的美国人要小。蛋类也是一种非常有营养的物质，含有丰富的蛋白质、维生素、矿物质和卵磷脂。牛奶、羊奶、各种坚果（如花生、腰果、核桃、南瓜子）中含有丰富的蛋白质。牛肉、羊肉和猪肉也是蛋白质含量较高的食物，同时还含有人体必需的矿物质锌和铁。

### 2. 一些含脂肪的食物对抑郁症有所帮助

提起脂肪，人们脑海中浮现的可能是一个身材臃肿、行动不便的胖子，或者是各种各样的心脑血管疾病，但脂肪是人体内存储能量的物质，缺少脂肪会影响大脑正常功能的发挥。橄榄油和鱼油都是对抑郁症有帮助的脂肪类食物。

橄榄油中含有丰富的 ω-3脂肪，它能增强大脑内血清素的抗抑郁活动。鱼油中也含有丰富的 ω–3，如果 ω–3含量降低，大脑不能正常发送和接收信号，会导致情感障碍。但是在选择脂肪性食物的过程中，要避免饱和脂肪含量较高的食物以及油炸食物，这类食物会导致大脑内血液循环不良，抑制大脑激素的传导。

### 3. 补充对情绪有益的维生素和矿物质

研究显示，维生素B能帮助人体代谢氨基酸，对缓解抑郁症有帮助，能够起到调节情绪、传递信息和促进血清素、多巴胺分泌的作用。患者血液中的维生素$B_{12}$含量越高，抑郁症的治疗效果就越显著。约21%的抑郁症患者体内的维生素B含量都较低。叶酸、泛酸和胆碱都属于维生素B。维生素$B_1$、维生素$B_2$和维生素$B_6$对老年抑郁症患者的治疗也有良好的效果。孕妇需要补充叶酸，因为叶酸能防止胎儿患上神经系统疾病。豆类、花生、火腿、鸡蛋、动物肝脏、香菇、菠菜、鱼类、牛奶、奶酪、小麦胚芽都含有丰富的维生素B。

维生素C在人体形成去甲肾上腺素的过程中起一定作用，同时也能帮助我们预防癌症、中风和心血管疾病，但人体内不能自动合成维生素C，需要从饮食中获取。水果和蔬菜中含有较丰富的维生素C，如柑橘类水果、菠萝、草莓、深绿色蔬菜、番茄等。

钙是人体内帮助消化吸收、保持良好情绪的矿物质，食欲不佳的抑郁症患者可以多吃一些含钙高的食物，如黄豆、牛奶、鱼虾类、红枣、芹菜、韭菜等。

镁是神经系统必需的物质，可以收缩和放松肌肉，能够制造蛋白质、产生能量，它也利于骨骼生长和支撑。抑郁症可能与缺乏镁有关，有研究显示，抑郁症患者进食和睡前食用含镁量120～300毫克的食物，一周之内抑郁症状可得到缓解。在现代人的饮食结构中，缺镁现象比较常见，抑郁症患者在日常饮食中应更加注意补充镁。含镁高的食物有坚果类、豆类、深绿色蔬菜、鱼类、肉类，大部分水果中的含镁量也比较高。

锌和铜是人体必需的微量元素，缺乏锌和铜容易导致神经衰弱。锌与脑神经细胞的能量代谢有关，缺锌的人患抑郁症的概率较高，婴儿缺锌也可能导致抑郁发生。锌在人体内主要以金属酶的形式存在，锌含量高的食物有海产品、瘦肉、动物肝肾、乳制品、核桃、苹果等。体内缺铜会导致人体内分泌系统处于兴奋状态而使人失眠。乌贼、虾、羊肉、蘑菇、田螺、玉米等均含铜丰富。

含硒的食物也可以缓解抑郁，硒可以让人精神更好。硒的丰富来源有干果、鸡肉、海鲜、谷类、全麦面包、苏打饼干等。

## 4. 抑郁症患者的饮食禁忌

抑郁症患者忌咖啡因和酒精含量高的食物。有些抑郁症患者会借助咖啡因或酒精高的饮料来对抗抑郁，提高自己的兴奋程度，但当酒精或咖啡因的作用消失后，患者会陷入更加低落的情绪当中。酒精和咖啡因含量高的食物刺激性较大，对睡眠产生严重的影响，会加重抑郁症状。

抑郁症患者饮食不要过于清淡。有研究发现，抑郁症的发生与人体内胆固醇的减少有关，胆固醇降低导致大脑内血清素降低，引起抑郁。但饮食也不宜过度油腻，过度油腻的饮食易导致心脑血管疾病，阻碍大脑血液循环。偏食会导致氨基酸缺乏，进而加重抑郁。所以抑郁症患者在日常饮食中，应注意营养均衡，忌偏食。

**小贴士**

### 常吃"快乐食物"缓解抑郁

香蕉：香蕉中含有一种生物碱，色氨酸和维生素 $B_6$ 的含量也较高，帮助大脑制造血清素，能够振奋精神，缓解压力和抑郁情绪。

深水鱼：有研究发现，常年住在海边的人都比较快乐，有一部分原因是住在海边的人经常吃鱼，鱼油中的脂肪酸能够缓解心理焦虑。

菠菜：经过长期的研究发现，一旦人体缺乏叶酸，大脑内血清素减少，易导致抑郁情绪，而菠菜是叶酸含量较高的食物，所以常吃菠菜能帮助人们缓解抑郁情绪。

樱桃：樱桃中含有花青素，是一种可以减少炎症的物质。经常头痛、肌肉酸痛的人可以吃樱桃来缓解症状。吃20粒樱桃可以起到比阿司匹林更好的作用。

南瓜：南瓜中的维生素$B_6$和铁含量较高，吃南瓜可以让人的心情变好，帮助人们维持旺盛精力。

全麦面包：全麦面包中含有大量的碳水化合物，碳水化合物同样可以帮助增加血清素。

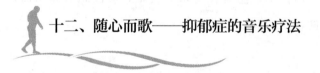

# 十二、随心而歌——抑郁症的音乐疗法

你是否曾有过这样的体验？在你焦躁不安时，舒缓的钢琴曲进入你的耳朵，似一股清泉流淌进你的心田，跟随悦耳的钢琴曲，你的心情也慢慢平静下来。在你萎靡不振时，一段激昂振奋的电子音乐叫醒了你，你如同触电一般跟随着它的旋律起舞，刚才的雾霾烟消云散。音乐是我们生活中的调味剂，能够帮助我们调节情绪、启发思维，比如爱因斯坦曾在拉小提琴的过程中思考求解方程式的方法，而我国《史记》中就有"音乐者所以动荡血脉，流通精神而和正心也"的说法。音乐治疗是指让患者聆听一些特殊的旋律，比如清脆悦耳的、安静舒缓的曲目，来调节或缓解紧张、焦虑、抑郁或失眠的症状。

## 💗 1. 音乐是维持和促进身体健康的工具

19世纪人们就发现聆听合适的音乐能够在一定程度上代替镇静剂的作用，并开始使用音乐疗法来促进睡眠。最近的研究发现，音乐疗法能够提升自信并缓解抑郁、抵抗焦虑，还能够提高人的社交和沟通技巧。音乐还能让人提高创造力、保持积极乐观的心理状态、降低血压、缓解肌肉紧张。每一段音律都有特定的振动频率，而人体内部的很多器官都有其自身的活动节律，比如心跳的频率、肠胃蠕动的快慢、脑电波的起伏等，当音乐的振动与人体内器官的振动频率一致时，会促使人体分泌一些有利于身心健康的活性物质，改善循环系统和神经系统的功能。另外，音乐能够影响大脑内与情绪有关的脑区、边缘系统、下丘脑等，从而调整心境，改善注意力。音乐疗法并不是普通地戴上耳机听听流行歌曲那么简单，它包括了各种各样的形式和很多复杂的内容，如创作歌曲、唱歌、聆听音乐等。有人曾经做过这样一项实验，一部分抑郁症患者接受音乐治疗，而另一部分患者不接受音乐治疗，一个月后，对两组人员进行抑郁症的心理测量，发现接受音乐治疗组的抑郁分数明显低于非治疗组。临床研究也证明音乐治疗对于抑郁症患者是有效的。

### 2. 聆听不同的音乐会产生不同的效果

快节奏的音乐能帮助人集中注意力，提高大脑的警觉性，加快心跳和呼吸的频率。慢节奏的音乐会减缓呼吸和心跳，降低血压，让人更加平静。悲伤的音乐能影响人的幸福，安抚和调整人的负面情绪。研究显示，当人们感觉痛苦或孤独时会选择聆听悲伤音乐，因为音乐唤起的悲伤能给人抽象的美学体验。聆听悲伤的音乐能够帮助人发泄负面情绪。

### 3. 用音乐抚慰伤痛

对于抑郁症患者而言，哪怕你没有接受系统的音乐治疗，你也可以花一点时间去聆听你喜欢的音乐，让一个个跳动的音符滋润你的心田，让那些华美的乐章把你带到温暖而放松的世界。或许那些旋律会唤起你快乐的记忆，解除你纷乱的困扰，疗愈你心灵的伤口，相比于药物治疗和心理治疗，音乐治疗是一个更加轻松和富有趣味的方法。

**小贴士**

**抑郁症患者音乐疗愈推荐曲目**

贝多芬的《命运》《月光奏鸣曲》，肖邦和施特劳斯的圆舞曲，比尔的《卡门》，莫扎特的《催眠曲》《b小调第十四交响曲》，门德尔松的《苏格兰小调》《仲夏夜之梦》，德彪西的钢琴协奏曲《梦》《大海》，施特劳斯的《蓝色多瑙河》，巴赫的《g小调幻想曲与赋格》，中国民乐《姑苏行》《彩云追月》。

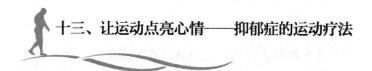

## 十三、让运动点亮心情——抑郁症的运动疗法

一位房地产公司副总裁分享过自己通过运动治好抑郁症的经验。患病期间，他睡眠不好，用他的话来说就是："晚上眼睛瞪得和灯泡一样大，白天又混混沌沌，被折磨得一塌糊涂"。这样的状态持续一个月之后，整个人的身体状态受到了严重的影响，吃饭也没有胃口，还带来了各种各样的疾病。作为房地产公司的高层管理人员，喝酒应酬的事情自然是免不了的，在这样的情况下，抑郁情绪越来越明显，看任何事情都是悲观的、消极的，前途一片渺茫，行业一片混沌。发展到后期，抑

郁症开始影响他正常的工作，他开始回避与人交流，害怕听到电话的响声，连家人的电话都不愿意接，只有独处的时候他才会感觉舒服一些。

这位先生能够清醒地意识到自己的问题，与患过抑郁症且已治愈的朋友交流之后便去看了医生。接受药物治疗的期间，公司刚好在推动员工进行体育运动，主要是跑步，但是这位副总裁从小就非常讨厌跑步，在电视上看到跑步的节目都要立刻换台。幸运的是他碰到了几个好教练，"威逼利诱"地带着他跑步，这一开始就一发不可收拾了。

副总裁从快走开始，到跑1公里、2公里，再到5公里。刚开始的时候，跑跑走走，后来5公里一气跑下来。副总裁感觉到非常大的满足感和成就感。之后他开始尝试跑10公里，练了半个月，就能跑下来了。这个时候他已经养成了跑步的习惯，无论是刮大风还是下大雪，每天一大早起来跑步，一整天的心情都非常好。在跑步的过程中，好像觉得世界都踩在自己脚下，对自己有了掌控感。跑马拉松是在繁重的生活和工作中，让人留白，让人跟自己相处，感受自己身体内部状态的好机会。他说："跑得越远，离自己越近，看自己就越清楚"。

这位大部分时间都面对着巨大工作压力，饱受抑郁症困扰的副总裁，在跑步的过程中，也一点一点被治愈，每迈出一步，抑郁症就离他越远。

美国堪萨斯大学心理学副教授斯蒂芬·伊拉尔迪说过，在巴布亚新几内亚卡鲁利那样的原始社会中的人几乎不会患上抑郁症。然而为什么在21世纪这个"时髦"的年代，抑郁症也跟着"时髦"起来？平均每4个20多岁的年轻人里，就有一个表现出抑郁症的症状，疲惫、无精打采、不愿意与人说话、情绪低落……这个时代的人，或许是被快节奏的生活压得筋疲力尽，或许是被灯红酒绿的生活方式迷乱了心灵，亦或许是被眼花缭乱的电子产品剥夺了与自己相处的时间，这些都可能是导致抑郁症频发的罪魁祸首。

不光生命在于运动，一颗充满阳光的、积极的心灵也在于运动。抑郁症患者想要自己摆脱抑郁症，离不开运动，运动是抑郁症患者自救的基础。一些人会对这个说法产生误解，认为"为什么一个心理或精神上的疾病会跟身体产生关系？"所以在对抗抑郁症的过程中，只是不断地想让自己或同病相怜的人开心一点，在各种各样的聚会中玩耍疯闹，以为这样就可以忘掉抑郁，但这样做之后，往往剩下的是空虚和孤单。

抑郁症是心理、身体和外界因素共同作用引起的。比如你跟别人激烈地吵了一架，心情非常不好，有一种"气炸了"的感觉，甚至感觉气得头晕眼花，这就充分说明抑郁症跟身体也有很大的关系。曾经，抑郁症的治疗，大多通过心理咨询和药物治疗解决，没有涉及运动。直到20世纪90年代，人们才开始意识到运动在治疗抑郁症和焦虑症中有非常重要的地位，特别是对于不愿意接受药物和心理治疗的患者，运动是一项自我疗愈的重要手段。运动的时候，人体体温升高，新陈代谢加快，大脑专注于当前所做的事情，人体内会分泌出内啡肽和去甲肾上腺素，内啡肽又被称为"快乐激素"，能够提高人体免疫功能，缓解疼痛，还会让人产生愉悦满足的感觉，有助于疏泄抑郁情绪，去甲肾上腺素也能使人提高情绪，产生积极的心理感受，缓解抑郁症状。一些抑郁症患者对什么都提不起兴趣，长期不活动，呆坐在家里，血液流通不畅，因此很容易产生疲劳感，通过运动，血流速度加快，疲劳的感觉一扫而光。患者会逐渐感觉到自己没有完全丧失能力，甚至做到了很多从前

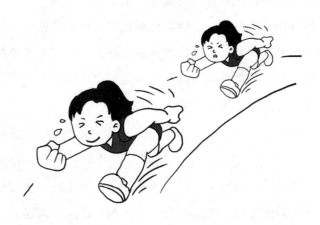

做不到的事情，这会让患者重拾自信，增加对自己、对生活的掌控感，一旦患者发现自己的病情有所好转，就越喜欢运动，越运动对病情越有帮助，形成治疗的"良性循环"。在运动过程中，不知不觉就会把注意力转移到当前所做的事情上来，不再注意自己的负面情绪。利用空闲时间做做运动也能预防抑郁症。

### 关于抑郁症和运动的研究

2005年，《普通精神病学文献》中报告，每次快走35分钟，每周5次，或者每次快走60分钟，每周3次，有助于缓解轻度或中度抑郁症。

绝大多数心理专家认为，瑜伽可以有效缓解抑郁症状。美国国立卫生研究所的一项研究发现，练习瑜伽式呼吸方法的人中，有73%的人抑郁症状有所缓解。每天练习20分钟瑜伽，对缓解抑郁症有所帮助。

伦敦大学的学者研究报告，原本不运动的年轻人，每周运动一次，患抑郁症的风险降低6%，而每周增加3次运动后，患抑郁症的风险能降低16%。

《美国预防医学杂志》中报道，年轻时运动较多的人，老年患抑郁症的可能性较低。

杜克大学医学院的学者做过一项实验，将150多名患有严重抑郁症的患者分为3组，第一组每周运动3

次，每次半小时，第二组仅接受药物治疗，第三组接受药物治疗的同时进行运动。半年以后，结果发现第三组的抑郁症复发率最低。坚持体育锻炼能够有效缓解抑郁症状。

对于很多处于康复期的抑郁症患者而言，要穿上运动鞋，迈出第一步是一件极其困难的事情，患者很有可能会有一种觉得自己没用、前途渺茫、不知所措、做任何努力都无法康复的感觉，越是有这种感觉就越把自己关在家里，与社会隔离开来，因此病情变得越来越严重。运动本身也是一件辛苦的事情，更别说要长期坚持，但要想打破这种循环，就必须做新的尝试和新的改变，做一些力所能及的事情。走出家门，离开沉闷的空气，让身心活跃起来，每一次奔跑或许都让你距离抑郁症的出口更近一些。

**小贴士**

### 运动小建议

少运动不如多运动，做了总比不做好。国外的学者对比了两组人员的抑郁症恢复情况，两组消耗能量不同，一组每周消耗16千卡能量，另一组每周消耗4千卡能量，3个月以后，运动量大的人抑郁症缓解情况较好。每周锻炼3~5次，每次运动45~60分钟，会取得比较理想的效果。

**循序渐进，慢慢改变。**对于不喜欢运动或者平常运动量很小的患者而言，不要希望"一口吃成个胖子"、在短时间内就能承受很大的运动量。刚开始对自己的期望和要求过高，只会让正处于康复期的你感到更加疲惫，如果完不成计划，会让你感觉到挫败，适得其反。可以根据自己平常的运动情况，从强度较小的运动开始，等到适应之后，再慢慢增加运动量。

　　**合理计划，尽力完成。**或许你会害怕自己无法坚持下来或者开始运动对于你来说很困难，你可以制定一个可以实施的详细的计划，包括运动时间、运动方式以及想要达到的目标。

　　**记录成果，增加信心。**利用电子计步器、身体测量仪或者手机软件记录你的运动过程和运动成果，帮助你时刻监测自己的身体状态，也让你更直观看到自己的运动成果，增强自信心。

　　**低强度，多锻炼。**可以把每天的运动安排在不同的时间段，分成几个小的部分来完成，如计划每天锻炼1小时，可以分成早上慢跑半小时，晚上练习瑜伽半小时，这样不会太疲惫，效果也更好。

　　**有人陪伴欢乐多。**一个人运动很有可能坚持几天就放弃了，找一个人跟你一起运动吧，或者参加健身班。相互督促运动，分享运动的乐趣、心得。

　　**运动融入生活。**哪怕你有一天没有运动，也可以通过生活中的小活动来弥补。例如，不坐电梯而改成爬楼梯；下班时提前一站下车，走一段路回家；去附近的公园溜达一下，再走着去餐厅吃饭。一点一滴地积累下来会有意想不到的效果。

第 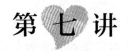 七 讲

## 伴你走过悲伤

—— 家人如何陪伴抑郁症患者

# 一、紧握你的手——理解和接受抑郁症患者

　　小静的妈妈患有抑郁症，下面是小静讲述她陪伴抑郁症妈妈的经历。我上小学的时候，妈妈就患上了抑郁症，那时我还不明白什么是抑郁症，我只记得妈妈跟我亲近的时间很少，也很少像其他同学的妈妈那样照顾我。上初中的时候，妈妈总是在家里发脾气、哭泣，动不动就说我和爸爸不理解她，她还不如死了算了。那个时候，我跟妈妈的关系也不好，每次看到妈妈哭哭啼啼，听到她抱怨家里人，我的心情也受到极大影响。初中毕业，我去了外地上高中，无论白天黑夜，妈妈总是不停地电话轰炸我，我快受不了的时候，跟爸爸诉苦，后来爸爸告诉我妈妈其实患有抑郁症，让我多理解她。刚开始，我是真的无法接受，也是因为不理解抑郁症到底是一种怎样的疾病。当时我只觉得，我的生活笼罩在妈妈的阴影之下，过得十分辛苦，一心只想逃离这个家庭。上大学的时候，妈妈依然每天电话、短信轰炸我，我的手机里出现越来越多的未接来电，因为我不想跟妈妈沟通，不愿意跟她说话。有一年放寒假，妈妈因为自杀被送进医院治疗，那一次我回家照顾妈妈，看到躺在病床上面色憔悴的妈妈，我才开始真正意识到抑郁症患者的痛苦。这么多年来，我和妈妈第一次单独坐下来，聊了近两小时。妈妈拉着我的手，一边抽泣一边跟我讲

述她这么多年来的抑郁症经历，对家庭的爱与责任，对疾病的恐惧，对生活的绝望，她每一次哭喊，对家人的电话轰炸，无非就是承受不了心中的痛楚而突然爆发，更是想紧握家人的手，找到一点生活的希望。

后来，我开始了解抑郁症相关的知识，我渐渐接受了抑郁症就是一种普通的疾病，也开始理解妈妈在患病期间的痛苦。作为她的家人，能够理解她就已经给予了妈妈很大的精神支持和生活的动力。是的，我的妈妈患有抑郁症，在今后的日子里，我愿意陪她治疗、陪她慢慢走过悲伤，期待她康复。

一些患者的家属刚开始的确比较难接受这样的事实，难免会惶恐紧张。也许是出于对抑郁症的误解，认为这是一件非常丢脸的事情，或者认为抑郁症是一种"不治之症"，从心理上排斥它，恨不得要把患有抑郁症的家人隐藏起来，羞于启齿。患者家属最容易出现的不当行为就是对患者病情的漠视和排斥，比如对患者说："什么抑郁症，你就是没事找事，心胸狭猫。""不就是心情不好吗？想开点就好了。"这样的态度会给患者带来巨大的二次伤害。

家人接纳和理解的眼光对于抑郁症患者而言十分重要。一些抑郁症患者自己本身就有非常严重的自责感，认为自己拖累了家人，所以也不愿意向家人表达自己内心的感受和寻求帮助，但患者的内心是非常痛苦和无助的，一方面要承受抑郁症带来的负面情绪的困扰，另一方面还要担心自己的疾病是否能被家人接纳，害怕公开疾病之后会遭受歧视。这个时候，家人首先要充分理解患者，患上抑郁症并不是"罪责"，认识抑郁症伴随着生理病变，是一种需要接受正规治疗的疾病。

家里有人病了，他需要理解和帮助，也需要家庭成员接纳和关爱。大量研究表明，社会支持能够有效地缓解抑郁情绪。患有抑郁症的人就像溺水之人，家人的理解和接纳就像向他们伸出的援助之手，很有可能成为他们生存的希望和动力。理解和接纳是对待和陪伴抑郁症患者的第一步，做到了，会帮助他们正视自己的疾病，及时接受治疗。

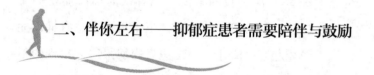

## 二、伴你左右——抑郁症患者需要陪伴与鼓励

董先生曾经历过一段迷茫无助的时期，因为他的妻子那时患上了抑郁症。刚开始的时候，董先生对抑郁症并不了解，也不知道该怎样面对和照顾患病的妻子。董先生说："那段时间，我的妻子常常说她头疼，肌肉酸疼，情绪也非常不好，想问题总是负面消极的，我想带她去医院看看，她也非常抵触。于是我就想，既然她总觉得生活没意思，觉得自己很没用，我就多给她一些鼓励和陪伴，让她感受来自家庭的温暖，看到生活的

希望。"

在妻子患病期间，董先生只要有空都会陪伴在妻子身边，也常常鼓励妻子参加一些户外活动，陪她跑跑步、听听音乐会，还创造机会让她参与到家庭活动中来，比如鼓励妻子为孩子准备晚饭，参加家庭聚会。当妻子做出一些好的改变的时候，董先生就会及时鼓励她，并且常常提醒妻子抑郁症并不是万丈深渊，只要她有信心，家人一定会陪伴她度过这段艰难的时光。

在董先生的陪伴和鼓励下，妻子的求助欲望越来越强烈，自己主动要求接受心理咨询，一年以后，妻子的抑郁症已经有了很大的改善。

董先生对待抑郁症家人的方式是非常值得借鉴的，对待抑郁症患者，家人要多花一些时间与他们相处，让患者感受到来自家人的关心。家人可以经常陪伴患者进行一些活动，像董先生一样，在患者病情不是非常严重的情况下，鼓励和陪伴患者多出去走走，做一些患者可以承受的运动，看一场电影，修剪花花草草或者做一些患者生病之前喜欢做的事情，鼓励患者与他人交流。家人也可以陪着患者一起学习抑郁症的相关知识，共同面对抑郁症。多陪伴患者做一些积极的事情，增加患者对生活的积极体验，将注意力从悲伤情绪中转移开。

家人不要对患者有太高的期待和要求，因为在很多情况下，抑郁症患者要做出改变是不太容易的。在患病期间，患者对生活的信心、兴趣以及认知能力、学习能力、行动能力都有所下降，所以刚开始家人可能会失望，但此时家人不要放弃，哪怕患者做出了一点微小的改变，都应及时给予积极反馈，让患者看到自己在进步、在向好的方向发展。

抑郁症患者会情绪低落，缺乏治疗疾病的自信心，家人在这时候可以提醒患者，抑郁症只是暂时的，只要接受系统正确的治疗，大部分人都能摆脱它的纠缠。对于患者出现的消极情绪，家人要积极疏导，当患者出现一些不合理或消极的想法时，家人可以耐心地解释，引导患者进行积极的思考。

### 三、监督抑郁症患者就医和服药——配合医疗

小雅是一名大一的学生，高中的时候被确诊为重度抑郁症，精神科医生建议她接受药物治疗。小雅在服用了一段时间的抗抑郁药物后，父母看到她症状有所缓解，并且害怕吃药会影响学习，强行给她停药。没过久，小雅的抑郁症又复发了。

抑郁症患者最要紧的是及时接受专业的、正规的治疗。对抑郁症的误解，对患者的一味说教和指责很有可能让患者错过治疗的最佳时间，延误病情。患者的家人

应首先意识到抑郁症患者就医的重要性，在患者丧失治疗信心的时候给予积极鼓励，让患者接受治疗，帮助患者正视自己的疾病，协助患者寻求医生的帮助。可能的话，家人可以直接帮患者预约好心理咨询师或者精神科医生，督促患者去就诊。

有人不了解抑郁症的治疗，误认为抑郁症患者没有必要吃药，或者担心药物"百害而无一利"，难以接受患者要靠药物来治愈疾病，此时最常出现的错误就是自行给患者停药。抑郁症患者不光不能随便停药，而且在疾病症状缓解后还需坚持服药一段时间以防复发，有些患者很有可能需要坚持接受几年的药物治疗。患者的家人应该积极配合医生督促患者服药，并且在患者接受药物治疗期间，家属可以跟专业医生了解用药过程中可能会出现哪些不良反应，密切注意患者对药物产生了哪些不良反应，当患者出现恶心、呕吐、便秘、口渴等不良反应时，家人也可以向患者解释，鼓励患者多饮水、多吃蔬果，并及时与医生沟通，切勿自行给患者停药或减少、增加药物剂量。

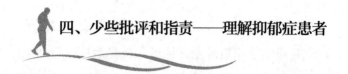

## 四、少些批评和指责——理解抑郁症患者

　　欣月刚走进心理咨询室就止不住哭泣起来，欣月说自从她生了宝宝之后不知道为什么总是开心不起来。虽然全家人都沉浸在添了新宝宝的喜悦当中，但喜悦的气氛反而增加了欣月的压力。欣月在这段时间由于受到不良情绪的困扰，没有任何心情照顾孩子，丈夫和公公婆婆都对欣月产生了不满情绪，也不理解欣月为什么看到宝宝的时候一点也不开心，家人每次尝试叫欣月开心一点，试图用孩子来逗乐她，都让欣月感觉到非常难受。有一次，婆婆对欣月说："不明白你为什么不开心，添了宝宝是一件多么让人开心的事情啊，现在你也不照顾孩子，整天愁眉苦脸，对孩子也非常不好啊！"欣月听到这些话以后很难受，每次心情不好的时候她都不敢跟家里人说，生怕自己的坏情绪影响家人，4个月过去了，欣月的情绪依然没有好转，而且更加糟糕了。

　　小孟，今年13岁，刚上初中，被确诊为抑郁症。他家在农村，父母在外打工平时很少回家，平时伯伯照顾他的生活。他曾经连续一个月不愿意上学，整天把自己关在房间里。伯伯以为是他不思进取，批评教育了一番，还把他在外地打工的父母叫回了老家。父母对他又打又骂，但他始终一声不吭。后来学校的老师告诉父母他在课堂上的表现，说他上课注意力不集中，经常睡觉。父母听后，觉得非常羞愧，回家再次狠狠地责骂了他。当晚，小孟躲在房间里用小刀划自己的手腕企图自杀，幸好被母亲及时发现，没有酿成大祸。

上面的例子中，患上产后抑郁症的欣月和青春期抑郁症患者小孟，由于受到家人的忽视和指责，抑郁症越来越严重。家人在与抑郁症患者相处时，应学会倾听他们的感受，有时候他们与家人交流并不是想要家人给出建议或者教他们怎么做，他们只是想找到一个可以信任的对象，排解自己内心的痛苦。

一道伤口出现在自己身上和别人身上的感觉是完全不同的，抑郁症患者承受着他人无法体会的煎熬。抑郁症患者并不是"没事找事，吃饱了没事干"，不是"矫情"，也不是"凭空为自己和家人找麻烦"，他们的痛苦是真真切切存在的，并且每时每刻都伴随着他们。就像动了手术需要人照顾，失恋了需要人陪伴，抑郁症患者也需要家人的理解和宽容。

抑郁症患者在患病期间会变得非常敏感，平常一些不起眼的小事、正常人听来无关痛痒的一句话都足以让他们翻来覆去地思索很久，陷入消极的情绪之中。家人不要试图运用"激将法"将患者骂醒，一味批评和指责反而会增加患者的自责感和绝望感，让他们感觉到自己在疾病面前更加无力；也不要催促患者赶快从抑郁症状中恢复过来，当患者发现自己根本无法开心起来、走出抑郁症时会感觉到巨大的压力，反而加重病情。

抑郁症患者有时会莫名其妙地发火、焦虑，或者做出一些幼稚的行为。事后患者也会感到内疚，他们也知道自己应该控制好情绪、理性思考，但当时就是做不到。抑郁症患者的康复其实是一个心理重新成长的过程，在患病期间，患者有时会出现心理退化，表现得像一个孩子，家人在遇到这种情况的时候，应尽力做到包容和谦让，与患者交流和沟通，但不要直接指责患者的行为。虽然在陪伴抑郁症患者的过程中谦让和忍耐对于家人来说并不是一件容易的事情，尤其是抑郁症的康复是一个漫长的过程，家人可能需要付出更多的耐心，但我们应该坚信，家人的双手是支撑患者的力量，你的不离不弃也能带给患者巨大的信心和勇气。

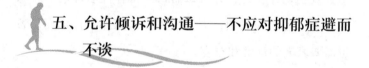

## 五、允许倾诉和沟通——不应对抑郁症避而不谈

小曹是一个民营企业的会计，她也是一名抑郁症患者，抑郁症无论对她自己还是对她的家人而言都是沉重又煎熬的。小曹和丈夫有一个7岁的女儿，小曹原本也是一名非常有责任心的母亲，哪怕工作再忙也会抽出时间来陪伴孩子，但自从她患上抑郁症以后，就变得非常

不一样了，对女儿的事情不管不问，也无法正常工作。小曹女儿面对母亲如此大的转变也非常不适应，情绪也受到了严重的影响。

小曹的抑郁症似乎像一片乌云，笼罩了整个家庭。小曹的家人认为既然小曹心情不好，只要不在她面前说起患病的事情，小曹就能慢慢好起来，现在家人在小曹面前不敢提起跟抑郁症有关的事情，也不敢告诉孩子妈妈患上了抑郁症。这样的气氛让小曹和她的家人感到非常压抑。长期生活在这样的家庭氛围中，不光小曹的病变得更加严重了，家人的情绪也受到了影响。

小曹的家人在陪伴她的过程中采取了不妥当的做法，即回避谈论抑郁症。家人回避与患者谈论抑郁症，疾病不会自动消失，患者的情绪和想法反而找不到地方发泄，令患者更加痛苦。

如果家里有抑郁症患者，家人不必回避谈论与抑郁症有关的话题，不妨与患者开诚布公地谈论这件事对患者的内心体验和症状了解得越清楚，在陪伴患者的过程中就越能避免对患者的误解，患者的负面情绪也能得到及时的排解和发泄，家人更能在第一时间了解患者的病情。在交谈过程中，家人可能会发现引发患者负面情绪的原因，如巨大的生活压力或者糟糕的人际关系，试着和患者讨论那些令他烦恼的事情，这会让患者感觉到家人的关心和支持无处不在。

另外，如果家里有孩子，他们并不能理解什么是抑郁症。有时候面对患者的种种表现，孩子很有可能感觉到非常茫然，接受不了，有一些孩子会怀疑是不是自己做错了什么事情才会让大人得病，认为这是自己的错，所以家人在关心患者的同时，也要关注家里孩子的感受，用通俗易懂的语言告诉孩子，患者是因为体内激素水平改变而心情不好，不想说话，并不是孩子导致的。同时，也应该告诉孩子，不要惧怕患上抑郁症的人，教他们和抑郁症患者相处。

## 六、留心，关心，细心——"三心"伴你走出抑郁症

　　林林，曾患抑郁症5年，她的姨妈也是一名抑郁症患者，所以林林的母亲对抑郁症的知识有一定的了解，对照顾抑郁症患者有一定的经验。5年里，林林的病情时好时坏，反复发作过4次，在发作期间还有两次严重的自残行为。她的母亲从来没有放弃对林林悉心照料，每次林林的病情反复，母亲都能够察觉到她的变化，及时带她去就医。现在，林林在母亲的陪伴下已经走出了抑郁症，还经营起了自己的网店。

　　家人除了关心和陪伴患者，还需要密切关注患者的病情变化，包括病情的好转和恶化。一般来说，患者的睡眠逐渐恢复正常，原来总感觉没有胃口的患者饮食情

况有了改善，开始用比较积极的态度看待事物，不愿意跟别人交流或者不愿意出门的患者开始恢复社交，有了想跟他人接触的欲望，情绪状态渐渐好转等都是病情好转的征兆。但需要注意的是，如果患者的睡眠状态、饮食情况甚至躯体症状没有好转，而是突然表现出活动增多、心情变好，有可能是假象，家人需密切注意患者的行为和病情变化。

由于抑郁症是一种容易复发的疾病，一旦复发，治愈的难度便会加大，所以就算患者的症状已经有所好转，家人也不要因此放松警惕，应谨防抑郁症复发。如果患者病情出现反复的前兆，家人应及时与医生取得联系。

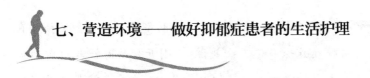

## 七、营造环境——做好抑郁症患者的生活护理

小夏最近为患抑郁症的丈夫烦忧，小夏说："丈夫自从患上抑郁症以后，总是睡不好，吃不下饭，变得非常懒散。从前喜爱干净整洁的他，现在不修边幅，我曾经多次跟他说过，让他振作起来，可就是没有作用，现在我该怎么办？"

抑郁症的症状之一是精力下降，没有心思打理自己的生活。家人对待这样的患者，除了关注其心理上的变化以外，还应做好生活护理。首先为患者创造一个安静、舒适的休养环境，有助于患者调整睡眠，只有调整好了睡眠，患者才能逐渐改善对待疾病的焦虑和精力下降。有条件的话，为患者布置一个色彩鲜明的房间。抑郁症患者看什么都是压抑的、灰色的，温馨又色彩丰富的房间能帮助患者改善情绪。此外，有一些患者在患病期间的饮食状况较差，所以家人在患者的饮食上也应多加注意，为患者准备一些对调节情绪有帮助的食物。

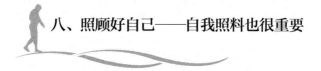

## 八、照顾好自己——自我照料也很重要

　　小妍的妹妹患抑郁症已经两年了，小妍和父母一直陪伴在妹妹身边。小妍说："刚开始的时候我对帮助妹妹走出抑郁症充满了信心，我相信在我和父母的鼓励和陪伴之下，妹妹一定会走出抑郁症。但是两年过去了，妹妹的病情总是反反复复，而且每一次复发，妹妹的抑郁症就更难治了。这段时间，妹妹时不时就跟家里人说自己的抑郁症治不好了，自己是家人的拖累。尽管我们总是鼓励她，告诉她抑郁症是可以治愈的，让她看待事情积极一些，但似乎都没有什么作用。两年来，妹妹变得非常敏感，我们随便说一句话都会让她胡思乱想。每

天跟妹妹在一起，我自己也觉得非常压抑，我的心情也受到了影响。我该怎么办？"

抑郁症患者的康复是一个漫长而又备受煎熬的过程。陪伴和照顾抑郁症患者不是一件轻松的事情，一方面，抑郁症患者的病情时好时坏，家人在心理上会经历反复的落差，同时伴随着很多失望和迷茫，另一方面，抑郁症患者的负面情绪较多，有时也会比较敏感，如果家人长期陪伴在患者身边，需要承受着巨大的压力，心情难免会受到影响。家人是患者重要的精神支柱，所以家人在陪伴抑郁症患者的同时，也不要忘记及时调节自己的心情。首先要树立治愈患者疾病的信心，要做好心理准备——抑郁症很有可能会复发，家人需要有足够的耐心来帮助患者渡过难关。另外，如果家人在照顾患者期间受到任何不良影响，都要及时进行自我疏导或者寻求心理咨询师的帮助。